通针疗法——针刀医学新发展

TONGZHEN THERAPY—THE RECENT ADVANCE OF ACUPOTOMY

周建斌 著

全国百佳图书出版单位

中国中医药出版社

·北京·

图书在版编目（CIP）数据

通针疗法：针刀医学新发展/周建斌著. —北京：中国
中医药出版社，2023.6
ISBN 978-7-5132-8122-5

Ⅰ.①通… Ⅱ.①周… Ⅲ.①针刀疗法 Ⅳ.①R245.31

中国国家版本馆 CIP 数据核字（2023）第 064825 号

中国中医药出版社出版

北京经济技术开发区科创十三街 31 号院二区 8 号楼
邮政编码　100176
传真　010-64405721
万卷书坊印刷（天津）有限公司印刷
各地新华书店经销

开本 710×1000　1/16　印张 12　字数 190 千字
2023 年 6 月第 1 版　2023 年 6 月第 1 次印刷
书号　ISBN 978-7-5132-8122-5

定价　59.00 元
网址　www.cptcm.com

服务热线　010-64405510
购书热线　010-89535836
维权打假　010-64405753

微信服务号　zgzyycbs
微商城网址　https：//kdt.im/LIdUGr
官方微博　http：//e.weibo.com/cptcm
天猫旗舰店网址　https：//zgzyycbs.tmall.com

如有印装质量问题请与本社出版部联系（010-64405510）

李序

　　今收到周建斌主任的邮件，请我为其书稿《通针疗法——针刀医学新发展》写序。三年前我就听说过，周建斌主任已开始为其发明的通针疗法编著新书。今已大功告成，本人欣然落笔。

　　周建斌主任和针刀医学颇有渊源。其所在医院——南京中医药大学附属南京市中西医结合医院，前身为南京市钟山医院。1983年，针刀医学创始人——朱汉章教授从江苏省沭阳县调入江苏省南京市，工作于南京市中西医结合医院（当时称为南京市钟山医院），向江苏省卫生厅申请"小针刀疗法"科技成果鉴定。江苏省多家省级大型医院与会专家一致认为：针刀疗法疗效确切，安全可靠。科技鉴定的结果，标志针刀疗法合法医疗地位确认。江苏省卫生厅把针刀疗法列为江苏省医疗科学研究重点项目之一，并建议向全国推广。1984年4月，中国共产党南京市委机关报——《南京日报》，报道了江苏省卫生厅对针刀疗法进行科技鉴定的结果。

　　15年前，本人应邀至南京鼓楼医院授课。在讲课其间，周建斌主任和我相识，并诚邀本人到其所在医院疼痛科定期会诊。从此，本人观察到周建斌主任一方面从事针刀治疗为主的疼痛康复工作，另一方面从事椎间盘镜手术等微创骨科工作。周建斌主任不仅邀请本人到其所在医院会诊，还广泛邀请复旦大学附属华山医院、南京大学医学院附属鼓楼医院和东南大学附属中大医院等省内外多专业的名医来所在医院会诊，以博采众家之长。

　　周建斌主任对针刀医学的学术研究非常严谨。其将针刀和圆钝针相结合，发明针刀加圆钝针疗法，并成功申报南京市医学重点科技发展项目"圆钝针加针刀治疗气滞血瘀型梨状肌综合征协同作用的临床研究"。在南京市医学重点科技发展项目申报答辩会上，评审专家提出许多宝贵意见。其中，有位专家提出：针刀退出之后，如何能保证按照原针刀治疗路径改用圆钝针继续治疗？面对技术难题，周建斌主任一丝不苟，积极探索，广泛征求各地专家学者的改进方案，最终发明了通针疗法。通针疗法的创新发明过程，充分体现了周建斌主任严谨的学术研究风范。

周建斌主任非常支持针刀医学的学会工作。2004年，本人被江苏省中医药学会聘任为江苏省中医药学会针刀医学分会首任主任委员，周建斌主任被聘任为江苏省中医药学会针刀医学分会常务委员。2007年，周建斌主任主动请缨，承办了"江苏省中医药学会针刀医学分会2007年学术会议"和"全国肌筋膜病诊断与针刀治疗进展培训班"。周建斌主任现任中华中医药学会针刀医学分会常务委员、中华中医药学会疼痛学分会常务委员、中国民族医药学会针刀医学分会常务理事、南京中医药学会针刀专业委员会副主任委员等。

周建斌主任非常支持针刀医学的教学工作，受聘为南京中医药大学硕士研究生导师、《中国针刀医学杂志》副主编和《中国医药导报》编委，参编国家卫生健康委员会"十三五"规划教材《针刀医学》和全国高等中医药院校创新教材《针刀医学解剖学》等。在本人带教硕士研究生期间，周建斌主任作为指导教师小组成员，对我带教的研究生进行孜孜不倦的教导，本人表示由衷的感谢！

本书上篇是通针疗法的基础知识部分，使读者对通针疗法有基本认识。通针疗法理论包括通针疗法相关疾病的基础理论和通针疗法作用机理。其中，"通则不痛理论"作为通针疗法相关疾病的首要基础理论，彰显了该疗法对经典的中医理论的传承，"软组织刺激理论"彰显了通针疗法对经典的西医理论的发展。

下篇是通针疗法的临床知识部分，每节按照该疾病的概述、应用解剖、病因病理、诊断要点、通针治疗和术后手法的顺序详细阐述，以便学者使用通针疗法治疗相关疾病。

该书最大的特点就是创新！通针疗法的最大创新点在于其锐性加钝性软组织松解理论：同时提高了钝性软组织松解和锐性软组织松解的安全性和有效性，并且开创了锐性加钝性松解针具的先河；通针疗法第二大创新点在于其治疗原则：通针芯针针头运针方向力求避开重要的神经、血管和脏器等，从源头设计上避免了损伤的可能性。另外，通针疗法临床部分更具创新：对通针疗法治疗相关疾病的名称、应用解剖、病因病理、诊断要点和通针治疗等都进行了创新。

作为一种新生事物，通针疗法及其理论不可能十全十美。我们首先要看到周建斌主任的创新精神，还要看到通针疗法及其理论对针刀医学发展的促进作用。希望今后在通针疗法及其理论的实践中，不断改进，更好地造福百姓！

希望周建斌主任再接再厉，为针刀医学作出更大贡献！

南京中医药大学　李殿宁

2023年3月

杨序

世界针灸学会联合会终身名誉主席王雪苔教授曾说："针刀的临床应用范围，针刀的操作技术和理论基础，已具备了一个学科的三个条件，它不是单纯的疗法，而是一个学科。作为中医现代化来讲，针刀医学是中医现代化的成功范例之一。"

周建斌主任任职于朱汉章教授曾经工作过的南京市中西医结合医院（原南京市钟山医院），长期从事痛症的针刀临床及科研工作。他刻苦钻研学术，博采众长，精益求精，在长期大量的针刀临床操作中，摸索总结，发明了通针，即将针刀与圆钝针结合的针具。通针疗法操作时，针刀头伸出外套管针头部，用针刀进行常规治疗；当接近重要血管、神经和脏器时，退出针刀，插入圆钝针，针头伸出管针头部，继续进行常规圆钝针治疗。在一个治疗通道中，通针可变换发挥锐性松解和钝性松解作用。通针既发挥了针刀和圆钝针各自的优势，又避开了针刀和圆钝针的各自缺陷，提高了闭合性针刀治疗的安全性和有效性。这种创新的中医微创治疗器具，既能针刺穴位，通经络，调气血，又有针刀的锐性松解及圆钝针的钝性松解作用。通针针具的发明，填补了中医外治器械的相关空白。通针疗法理论科学，方法独特，提高了临床疗效，降低了治疗风险，创新发展了针刀医学。

本人阅读书稿后，认为本书最大的特点在于创新。本人简要介绍对该书若干创新之处的体验。

第八章第一节为颈椎病，创新出颈椎棘突旁通针针法、颈椎关节突通针针法、颈椎横突后结节通针针法、颈椎横突前结节通针针法、枕骨上下项线间通针针法和枕骨乳突通针针法。第五节肩胛提肌止点腱慢性损伤中，该病的病因是在肩胛提肌止点（肩胛骨的上角和肩胛骨脊柱缘的上部）的慢性损伤，不是在肩胛提肌起点（上位3~4横突的后结节）的慢性损伤。为防止误导读者在肩胛提肌起点治疗该病，将"肩胛提肌损伤"改为"肩胛提肌止点腱慢性损伤"，同时创新出了肩胛提肌止点通针针法：通针针柄压向患足，倾斜15°角度刺入（把通针的针柄压向患者足侧，保证针头运行方向避开重要脏器、血管和神经）。

第九章第一节为腰椎间盘突出症，根据最新研究，腰椎间盘突出、骨质增生和腰椎韧带肥厚，甚至钙化等，均能刺激或卡压腰神经根产生相应的腰腿痛和麻木等症状和体征，创新性建议将腰椎神经根卡压综合征疾病名称替代腰椎间盘突出症等相类似疾病名称，以免误导后学者对该病病因病理和诊断治疗的认识；在该节的应用解剖中，浓墨重彩地描述了椎间孔区韧带；该节还创新出了椎板间隙通针针法和椎间孔通针针法。

第十章第一节为肩关节周围炎的应用解剖，特别详细地描写了肩关节周围各种韧带，还创新出喙突顶外侧通针针法、喙突根部外侧通针针法、结节间沟通针针法、肱骨大结节通针针法、肱骨小结节通针针法、肩峰内侧缘通针针法和肩峰外侧缘下通针针法。第二节冈下肌起始腱慢性损伤中，该病的病因是在冈下肌起点（冈下窝）慢性损伤，不是在冈下肌止点（肱骨大结节后面中份）慢性损伤。为防止误导读者在冈下肌止点治疗该病，将"冈下肌损伤"改为"冈下肌起始腱慢性损伤"，同时创新出了冈下肌起始腱通针针法：通针针法的针头先抵达肩胛骨外侧角背面的骨面，再与肩胛骨冈下窝平行运针，运针方向和路径均在肩胛骨的背面，避免了损伤胸膜等重要脏器的可能性。

第十一章为第一节膝关节骨性关节炎，详尽描述了膝关节的滑膜囊和韧带，还创新出股四头肌腱和髌上囊内侧通针针法、股四头肌腱和髌上囊外侧通针针法、髌内侧支持带通针针法、髌外侧支持带通针针法、髌下内侧点通针针法、髌下外侧点通针针法、胫骨粗隆通针针法、股骨内上髁通针针法、股骨外上髁通针针法、股骨内侧髁后方通针针法和股骨外侧髁后方通针针法。

在治疗软组织损伤等疾病的诸多疗法中，通针疗法具有很高的实用性与先进性。《通针疗法——针刀医学新发展》的问世，为骨伤、针灸、针刀、外科、疼痛和康复等专业中从事中医、西医和中西医结合治疗和研究的专业人士提供了宝贵的学习资料，值得推荐。

瑞典针灸中医药研究院　院长
瑞典针灸学术研究学会　会长
杨春贵（Chungui Yang）
2023 年 3 月

前言

通针疗法，是运用通针针具，同时发挥锐性和钝性松解及刺激等作用，以治疗疾病的方法。

针刀医学是中医学和西医学相结合的典范。通针疗法是针刀医学现阶段的最新发展成果。通针疗法主要治疗慢性软组织损伤疾病、神经卡压综合征、脊柱疾病、脊柱相关性疾病、骨质增生性疾病与骨关节病、瘢痕挛缩，以及常见内科、妇科、儿科、五官科、皮肤科、美容与整形科等相关疾病。

通针疗法既发挥了针刀和圆钝针各自的优势，又避开针刀和圆钝针各自的缺陷。2013年，我成功申报了国家发明专利"一种筋伤治疗通针"，并获国家知识产权局专利证书，标志首个能同时进行锐性加钝性松解的针具——通针的知识产权诞生。通针成为中医针具的里程碑。为了结合精准温控电热疗法、温控流体热疗法、激光疗法、射频热凝疗法、阻抗监测和电刺激诊断等最新现代医学技术，我又进一步改进，于国家知识产权局成功申报了国家发明专利"一种通针""一种螺旋刀刃通针"和"医用多功能通针"，使锐性加钝性松解针具的应用达到前所未有的技术水平。

为了将针刀医学的最新发展成果——通针疗法造福于人民，使广大骨伤科、针灸科、疼痛科、康复科和针刀科等科室的医务人员能够了解和掌握通针疗法，更好地为患者解除病痛，我编写了《通针疗法——针刀医学新发展》一书。本书分为上、下两篇，上篇为基础知识部分，下篇为临床知识部分。上篇包括7章，下篇包括5章。

第一章为通针疗法概论。其中，第一节和第二节主要介绍通针疗法的概念、命名、形成和发展过程。第三节主要介绍通针针具，从通针的结构、型号和尺寸规格。第四节主要介绍通针疗法的特点。

第二章为通针疗法相关疾病的基础理论，是以经典的中医和西医理论为指导。通针疗法治疗相关疾病的首要基础理论，为《黄帝内经》"通则不痛"理论；其次是慢性软组织损伤理论和力学失衡理论，继承了朱汉章教授的针刀医学基本理论。此外，软组织刺激理论从病理学角度分析了慢性软组织损伤疾病的病理过程；肌筋膜理论从肌筋膜角度分析了肌筋膜疼痛的特征；慢性内脏疾病理论为脊柱相关疾病的病因和治疗提供了理论基础。

第三章为通针疗法作用机理探讨。通针疗法的锐性软组织松解理论、钝性软组织松解理论和锐性加钝性软组织松解理论，为通针疗法作用机理的三大核心理论，另外，腧穴刺激理论，阐述了通针疗法的刺激腧穴作用。

第四章为通针疗法的目的、原则和注意事项，第五章为通针疗法的适应证和禁忌证，第六章为通针操作方法。

第七章为通针疗法相关配伍疗法。本章介绍了通针疗法常用的配伍疗法：手法、热疗、针刺疗法、拔罐类疗法、物理疗法、神经阻滞疗法、臭氧注射疗法和药物疗法等，以提高通针疗法的疗效。

第八章到第十一章为通针疗法治疗常见疾病。按照头颈部疾病、躯干疾病、上肢疾病和下肢疾病各成一章。每章各包括5节，每节介绍1个常见病种的通针疗法。每节按照概述、应用解剖、病因病理、诊断要点、通针治疗和术后手法的顺序详细阐述。

下篇内容除了按照概述、应用解剖、病因病理、诊断要点、通针治疗和术后手法的顺序详细阐述了通针疗法治疗常见疾病外，还对常见疾病的命名、病因病理、诊断要点、通针治疗等进行改进。

本书中的通针针法均根据最新研究文献，针对疾病的根本病因，进行相应的有效治疗；同时，运针方向和路径均避开了重要解剖结构，避免了通针疗法意外损伤重要解剖结构的可能性，所以能收到令人满意的疗效。

本书参考了 *Grays Anatomy: The Anatomical Basis of Clinical Practice*（2015）、《针刀医学》第2版（2017）、《针刀医学原理》和《针刀诊断与治疗精要》等书籍，以及近年的核心期刊，还有"3D body"解剖软件。我衷心感谢上述作者们的支持！特别感谢江苏省中医药学会针刀医学分会原主任委员李殿宁教授和瑞典针灸学术研究学会会长杨春贵教授对本书的指导和作序！本书继承了朱汉章教授的针刀医学理论，创新出了通针针具和各种通针针法等通针疗法理论，践行了习近平总书记的"在传承中创新，在创新中发展"的发展理念。

通针疗法从发明到推广中发展迅速的原因可能有以下几方面：①通针疗法为针刀疗法新发展，是在针刀疗法的基础上发展起来的，是站在针刀医学这个巨人肩膀上的继续发展，依靠针刀医学的发展，通针疗法的发展当然非常迅速；②通针疗法把锐性松解和钝性松解有机地融合于同一种针具，增加了锐性松解的安全性和钝性松解的有效性，这是通针疗法发展迅速的内在因素。

通针疗法像其他新生事物一样，具有先进性，同时也具有局限性。初学通针疗法者，务必首先学习通针疗法的适应证和禁忌证，及其意外的处置和预防，以便更安全有效地使用通针疗法。通针疗法理论还有不清楚和不完善之处，需要我们继续努力，不断完善。

鉴于作者水平有限，不足之处在所难免，请各位读者提出宝贵意见，以利修正再版，造福天下苍生！

周建斌
2023 年 3 月于南京

上篇 通针疗法基础

下篇　通针疗法治疗常见疾病

上
篇

通针疗法基础

第一章　通针疗法概论

第一节　概念和命名

通针，是将锐性松解针具和钝性松解针具组合于同一种针具内，以刺入人体方式同时发挥锐性加钝性松解、刺激以及物理治疗等作用的医用针具统称。

通针是在锐性松解针具——针刀的基础上，传承发展，继承了锐性松解针具的精华，又增加了钝性松解针具的精髓，还改进了两者不足。作为最重要的创新，通针将锐性松解针具和钝性松解针具有机地组合于同一种针具，首创锐性加钝性松解针具的先河，具有医疗针具里程碑式的意义！

通针疗法，是运用通针针具，同时发挥锐性加钝性松解、刺激以及物理治疗等作用，以治疗疾病的方法。

通针之所以命名为"通针"，基于以下因素：①中医认为，"痛则不通，通则不痛"，痛症等疾病的根本病因是不通，针具的治疗目的就是"通"，故命名为"通针"；②中医针法的主要作用为通经活络，促进血脉通畅，故命名为"通针"；③通针针法中包括的圆钝针的针法为捅刺法，捅刺法的"捅"通假为"通"，故命名为"通针"；④通针包括管针部分和芯针部分，芯针是穿入管针的管孔内，通过管针的针座和针身到达治疗部位进行治疗，故命名为"通针"；⑤术者能更换不同型号的芯针穿入已经进入人体的同一种管针，以达到不同的治疗目的，此管针对于各型芯针来说是通用的，故命名为"通针"；⑥通针系统作为一个多种针具通用的平台，具备针刀、圆钝针、水针刀、三氧针刀、埋线针、浮针和内热针等多种针具的功能，故命名为"通针"。

第二节　形成和发展

颈椎病、肩周炎、腰椎间盘突出和腰腿痛等难治性疾病，严重影响人们的工作和生活，是亟待解决的医学难题。该类疾病的治疗，分为保守治疗和手术治疗。其中保守治疗，中医主要有针刺、灸法、推拿和中药治疗等，西医主要有理疗、西药和封闭治疗等。上述治疗均未能从根本上解除慢性软组织损伤引起的软组织粘连、瘢痕和挛缩等病理因素，因此疗效不佳。其中，激素等药物还可能引起骨质疏松、股骨头坏死等副作用。手术治疗能从根本上解除软组织损伤引起的软组织粘连、瘢痕和挛缩等病理因素，但手术治疗复杂、创伤大、风险大、费用高，可能给患者带来麻醉意外及重要神经、血管和脏器的损伤，甚至危及生命。

中医针法的形成可以追溯到几千年前，一般认为主要源自砭石。《灵枢·九针十二原》中关于"九针"的形状和功用都有翔实的记载。其中对毫针描述如下：针细长，形如毫毛，能通调经络，用作治疗寒热痛痹和浅在络脉的病症。圆针和锃针主要用于体表按压。铍针用于切开排脓。其余针具用于针刺或放血。现临床上普遍采用的针具为毫针。毫针仅是局部刺激，无法松解软组织损伤所致粘连、瘢痕及挛缩的筋膜等，不能从根本上解除病因。

1976年，针刀医学创始人朱汉章教授接诊一位手掌受伤后广泛肿胀的木匠，试图用注射针抽出肿胀的积液，但未能抽出积液，后让患者回家休息。1周后，患者告诉他肿胀好转，手指能伸直了，要求继续用注射针抽出肿胀的积液，但仍未能抽出积液。1周后，患者告诉他肿胀完全消退，手已经活动自如。受此类临床疗效的启发，朱汉章教授不断研究，认为是针头的斜刃切开了粘连、瘢痕及挛缩的筋膜，并依据此理发明了第一支针刀。

1983年，朱汉章教授工作于南京市中西医结合医院（原南京市钟山医院），向江苏省卫生厅申请针刀疗法科技成果鉴定。江苏省多家省级大型医院与会专家一致认为：针刀疗法疗效确切，安全可靠。科技鉴定的结果，标志针刀疗法合法医疗地位的确认。江苏省卫生厅把针刀疗法列为江苏省医疗科学研究重点项目之一，并建议向全国推广。1984年4月18日，中国共产党南京市委机关报——《南京日报》，报道了南京市中西医结合医院的朱汉章医师成功治疗国家海洋局干部的案例，以及针刀疗法通过了江苏省卫生厅组织的科技成果鉴定会。

1987年11月，朱汉章教授于国家知识产权局首次成功申报实用新型专利——新型手术针刀（专利号CN87206148），标志首个针刀器械的知识产权诞生。2006年12月，朱汉章教授在总结前期发明成果的基础上，成功申报发明专利——系列闭合性手术针刀（专利号ZL200510059633.0），此发明专利设计了12种类型33种型号针刀器械。至此，朱汉章教授已经成功设计了整个系列的针刀器械，使锐性软组织松解针具达到前所未有的技术水平。

针刀的优势就是能够有效地松解软组织，其缺陷是可能会意外对治疗部位周围正常的血管、神经和脏器等造成损伤。为了减少针刀对治疗部位周围正常血管、神经和脏器等的损伤，我发明了钝性软组织松解针具——圆钝针。

因为早期使用的针刀都不是塑料柄的一次性针刀，而是重复使用的金属柄针刀，使用数次之后，需要用油石去磨针刀的刀刃。磨的次数多了之后，针刀的刀刃就变钝。我发现使用新的针刀治疗后，发生治疗部位血肿的血管损伤概率比使用旧的钝针刀要高。为了减少治疗部位的血管、神经和脏器等的损伤，他将针刀的刀刃磨成圆钝状，并且改变了治疗方法。先用新针刀常规治疗，接近重要的血管、神经和脏器等时，退出新针刀，沿原路径改用圆钝的针刀继续治疗。此方案既解决了圆钝针刀不能切开皮肤和筋膜等坚韧软组织缺陷，又避免了新针刀损伤重要血管、神经和脏器的风险。同时，为了方便进针和有效抓握针刀柄，将针

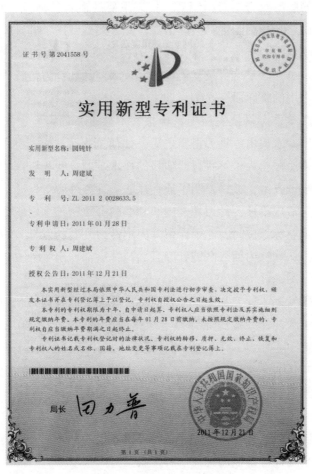

图1-1 "圆钝针"专利证书

刀体改为圆锥状并且针刀柄改为竹节状。2011年，我成功申报国家实用新型专利——圆钝针，并获国家知识产权局专利证书（专利号 ZL201120028633.5，图1-1）。古代《灵枢·九针十二原》对员针的描述如下：针体圆柱形，针头卵圆形，能按摩肌肉，也能按压经脉腧穴以疏通经络。古代的员针是按摩肌肉和按压经脉腧穴，不进入体内，并且员针的擀面杖外形不适合抓握针体和进针入体内。所以，古代员针和我发明的圆钝针有本质的不同。

圆钝针的优势就是能够安全地松解软组织，其缺陷是不能穿透皮肤、筋膜和韧带等致密结缔组织所造成的局限性。为提高对难治性软组织损伤等疾病治疗的有效性和安全性，亟须创新更先进的医疗器械。

为了能够发挥针刀和圆钝针各自的优势，同时避开针刀和圆钝针各自的缺陷，我将针刀和圆钝针相结合，发明针刀加圆钝针疗法：先用针刀常规治疗，针刀切开皮肤和筋膜等致密结缔组织后，接近重要的血管、神经和脏器等部位时，退出针刀，沿原路径改用圆钝针继续治疗。此方案既解决了圆钝针不能切开皮肤和筋膜等坚韧软组织的缺陷，又避免了针刀损伤重要血管、神经和脏器的风险。我成功申报南京市医学重点科技发展项目——圆钝针加针刀治疗气滞血瘀型梨状肌综合征协同作用的临床研究。

在南京市医学重点科技发展项目申报答辩会上，评审专家提出许多宝贵意见。其中，有位专家提出：针刀退出之后，如何能保证"按照原针刀治疗路径"改用圆钝针继续治疗？为了解决科研项目的技术难题，我积极探索，广泛征求各地专家学者的改进方案，最终发明了通针疗法：针刀外套管针并且针刀头伸出管针头部，行针刀常规治疗，针刀切开皮肤和筋膜等致密结缔组织后；接近重要的血管、神经和脏器等部位时，左手保留并固定针刀外套的管针，右手从外套的管针内退出针刀，从管针内插入圆钝针并且圆钝针头部伸出管针头部，用圆钝针外套管针继续常规圆钝针治疗。

通针疗法既发挥了针刀和圆钝针各自的优势，又避开针刀和圆钝针各自的缺陷，同时保证了圆钝针"按照原针刀治疗路径"继续治疗。2013年，我成功申报了国家发明专利——"一种筋伤治疗通针"，并获国家知识产权局专利证书（专利号 ZL201310045624.0，图1-2），标志首个能同时锐性加钝性松解的针具——通针的知识产权诞生。通针成为中医针具的里程碑。

随着针刀、圆钝针和通针等中医微创针具的不断发明和应用，目前中医微创针具按作用性质分为三类：①针刀、刃针等锐性松解针具；②圆钝针、拨针等钝性松解针具；③通针等锐性加钝性松解针具。

"一种筋伤治疗通针"中的通针存在如下缺陷：①该针具不能进行精准温控

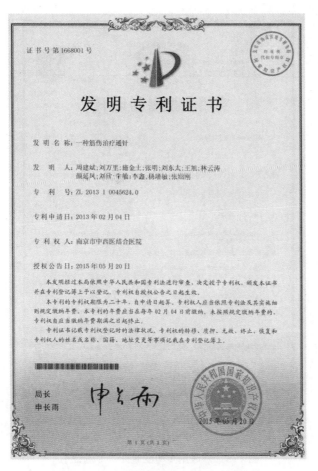

图1-2 "一种筋伤治疗通针"专利证书

电热疗、温控流体热疗、激光治疗、射频热凝疗法、阻抗监测和电刺激诊断等。②该针具不能进行芯针针头部位精准热疗，热能从芯针针柄传导到芯针针头的过程中逐步消散递减。更重要的是，芯针针身部位发热会造成针身周围不需要治疗部位的神经和血管等正常人体组织的热损伤。③该针具的芯针和管针连接不牢固，设计不科学、不安全。④该针具的管针外没有尺寸刻度标识，使操作者不知进针深度，缺乏安全性。针对以上缺陷，我进一步改进，于国家知识产权局成功申报了国家发明专利——"一种通针"（专利号ZL201820866805.8）、"一种螺旋刀刃通针"（专利号 ZL201810561664.3）和"医用多功能通针"（专利号ZL201721845730.7）等（图1-3）。

至此，我已经成功设计了整个系列的通针器械，使锐性加钝性松解针具达到前所未有的技术水平。我们将继续传承发展现有通针针具，使之日臻完善。

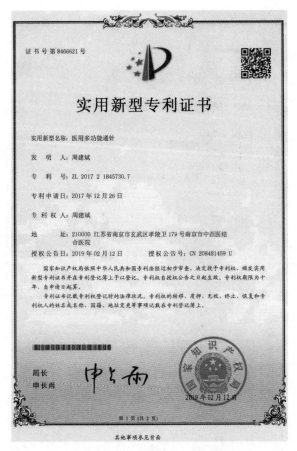

图1-3 "医用多功能通针"专利证书

第三节 通针疗法针具

通针针具分为Ⅰ型通针（机械型，简称为通针）、Ⅱ型通针（抽吸注射型）、Ⅲ型通针（温控电热型）、Ⅳ型通针（温控流体型）、Ⅴ型通针（激光治疗型）、Ⅵ型通针（温控射频型）、Ⅶ型通针（螺旋刀刃型）等多种型号。

不作特别说明的通针都指定为Ⅰ型通针（机械型）。本书主要介绍Ⅰ型通针。

一、通针的结构

通针，包括可连接、可拆分的管针和芯针两部分（图1-4）。

芯针，包括依次连成一体的针头、针身和针柄，针头和针身形成光滑过渡。

管针为空心管状结构，包括依次连成一体的针身和针座。芯针套入管针的管孔

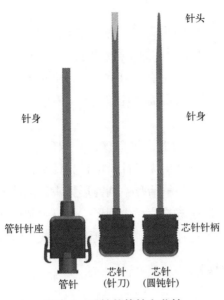

图 1-4 通针的管针和芯针

中，与管针的间隙配合。芯针针头伸出管针针身的头端。管针前端外面刻有凹槽，以便超声影像监测到芯针针头。芯针的针柄伸出管针针座的尾端。芯针针柄和管针针座可锁死，可分开。

芯针针头的刀口线和针柄扁平面在同一平面，芯针针头为如下形状之一（图1-5）。

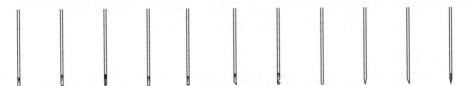

平口楔形 斜口楔形 双斜口楔形 圆口楔形 凹口楔形 斜凹口楔形 倒钩楔形 圆钝形 尖利形 斜口尖利形 螺纹尖利形

图 1-5 芯针针头形状

平口楔形：针头呈楔形，末端为扁平刀口线，刀口为直线平口，为最常用锐性松解的芯针针头。

斜口楔形：针头呈楔形，末端为扁平刀口线，刀口为单边直线斜口。

双斜口楔形：针头呈楔形，末端为扁平刀口线，刀口为双边直线斜口。

圆口楔形：针头呈楔形，末端为扁平刀口线，刀口为圆形。

凹口楔形：针头呈楔形，末端为扁平刀口线，刀口为两边对称的凹口。

斜凹口楔形：针头呈楔形，末端为扁平刀口线，刀口为两边不对称的凹口。

倒钩楔形：针头呈楔形，末端为倒钩状扁平刀口线，所述倒钩内侧带弧形刃口，且刃口顶端呈钩针状。

圆钝形：针头顶端呈圆钝弹头状，为最常用钝性松解的芯针针头。

尖利形：针头顶端呈左右对称的尖利麦芒状，为最常用穴位刺激的芯针针头。

斜口尖利形：针头顶端呈左右不对称的斜口尖利麦芒状。

螺纹尖利形：针头圆锥及后面圆柱体表面上有螺旋线形连续凸起，为刺骨常用的芯针针头。

以上形状针头中，平口楔形、斜口楔形、双斜口楔形、圆口楔形、凹口楔形、斜凹口楔形和倒钩楔形针头为锐性松解针具针头，其芯针为各型针刀，用于针刀切割或腧穴割治等锐性松解治疗；圆钝形针头为钝性松解针具针头，其芯针为各型圆钝针，用于钝性松解治疗；尖利形、斜口尖利形和螺纹尖利形针头为针刺针具针头，其芯针为各型针刺针，用于刺激腧穴或骨组织等刺激治疗。

二、通针的尺寸规格

通针根据管针针身长度不同，分为不同尺寸规格。以管针针身长度为通针号数，如管针针身长度为 4cm、6cm、8cm 的通针分别记作 4 号、6 号、8 号等。

1. 4 号通针

（1）管针：管针针身长 4cm；管针针座长 2cm。

（2）芯针：芯针针头长 0.5cm，芯针针身长 6cm，芯针针柄长 2cm。同时要使刀口线和芯针针柄在同一平面内，只有在同一平面内才能在刀锋刺入肌肉后，从芯针针柄的方向辨别刀口线在体内的方向。

2. 6 号通针

6 号通针的结构和 4 号同，只是针身长度比 4 号长 2cm，即管针针身长度为 6cm，芯针针身长度为 8cm。

3. 8 号通针

8 号通针的结构和 4 号同，只是针身长度比 6 号长 2cm，即管针针身长度为 8cm，芯针针身长度为 10cm。

第四节 通针疗法特点

一、有效的锐性软组织松解

通针疗法继承了针刀疗法等锐性软组织松解的精髓，以短线性方式对慢性损伤的软组织进行切割和分离，不仅能够切割和分离皮肤到肌肉之间的浅筋膜和筋膜间等疏松结缔组织，还能切割和分离筋膜和韧带等致密结缔组织，松解慢性损伤导致的软组织粘连、瘢痕和挛缩，解除其对神经和血管等的压迫和刺激，从根本上解除慢性软组织损伤等疑难杂症的病因。所以，通针疗法的优势就是能够进行有效的锐性软组织松解。

二、安全的锐性软组织松解

通针疗法改进了针刀疗法等锐性软组织松解的不足。针刀等锐性软组织松解针具不仅对慢性损伤的软组织进行切割和分离，同样也可能会意外地把周围的血管、神经和脏器等重要的正常人体组织切割和分离，造成血管、神经和脏器等重要的正常人体结构的损伤。通针疗法改进操作如下：在针刀外套管针并且针头伸出管针头部，行常规针刀治疗，切开皮肤和筋膜等致密结缔组织，接近重要的血管、神经和脏器等部位时，左手保留并固定针刀外套的管针，退出针刀；观察管针的管孔中有无血液流出，并用注射器回抽；确定无血液流出后，用右手从管针内插入圆钝针并且圆钝针头部伸出管针头部；用圆钝针外套管针继续常规圆钝针治疗。改进的通针疗法避免了对病变周围的血管、神经和脏器等重要的正常人体组织意外切割和分离所造成的损伤。所以，通针疗法的优势就是能够进行安全的锐性软组织松解。

三、有效的钝性软组织松解

通针疗法改进了圆钝针疗法等钝性软组织松解的不足。圆钝针等钝性软组织松解针具仅对皮肤到肌肉之间的浅筋膜和筋膜间等疏松结缔组织进行分离，不能穿透皮肤、筋膜和韧带等致密结缔组织，由此造成了圆钝针治疗的局限性。改进的通针疗法是首先行常规针刀治疗，切开皮肤和筋膜等致密结缔组织，用圆钝针外套管针继续常规圆钝针治疗，克服了不能穿透皮肤、筋膜和韧带等致密结缔组织的局限。所以，通针疗法的优势就是能够进行有效的钝性软组织松解。

四、安全的钝性软组织松解

通针疗法继承了圆钝针疗法等钝性软组织松解的精髓，以捅刺等方式对慢性损伤的疏松结缔组织进行分离，不会意外损伤病变周围的血管、神经和脏器等重要的正常人体组织。所以，通针疗法的优势就是能够进行安全的钝性软组织松解。

五、管针定位的软组织松解

通针疗法既发挥了常规针刀治疗作用，切开皮肤和筋膜等致密结缔组织后，左手保留并固定针刀外的管针，退出针刀；右手从管针内插入圆钝针，继续发挥了常规圆钝针治疗作用。其保证了锐性软组织松解和钝性软组织松解各自的优势，又避免了各自的缺陷。首先，圆钝针沿原针刀径路继续治疗，管针对圆钝针治疗起到定位作用；其次，退出针芯，通过观察管针透明的针座是否有血液，可以定位出芯针针头是否进入血管，对通针治疗起到监测和导航作用；再次，管针外面标有尺寸刻度标识和凹槽，以便目光直视和超声影像监测下判断进针深度和影像定位。所以，通针疗法的优势就是能够进行管针定位的软组织松解。

第二章 通针疗法相关疾病的基础理论

第一节 通则不痛理论

通则不痛理论是中医最基本的理论，最早源自中医经典《黄帝内经》。《素问·举痛论》曰："经脉流行不止，环周不休，寒气入经而稽迟……客于脉中则气不通，故卒然而痛。"明确提出通则不痛理论是明代李中梓。《医宗必读·心腹诸痛》曰："近世治痛有以诸痛属实，痛无补法者；有以通则不痛，痛则不通者；有以痛随利减者，互相传授，以为不易之法。"

中医的经络，是运行气血、联络脏腑和全身的通道，内属脏腑，外络肢节，沟通表里，协调阴阳，抗御病邪，反映证候，传导感应，调整虚实。经络系统包含十二经脉、奇经八脉、十二经别、十五络脉、十二经筋和十二皮部。十二经脉，为经络系统的主干，把人体内外连接为一个有机的整体。十二经别，为经脉主干在头、胸和腹部的内行支脉。十五络脉，为经脉主干在躯干的前、后、侧和四肢的外行支脉。奇经八脉与十二经脉纵横交错，对其他经络起统帅、联络和调节作用。十二皮部为十二经脉相应的皮肤部分，是十二经脉及其络脉的散布部位。十二经筋为十二经脉相应的筋肉部分，分布范围与十二经脉一致，起于四肢末端，结于骨骼和关节，能约束骨骼，保护关节，维持人体正常的运动功能。十二经筋，为通针常用的靶向治疗部位。

腧穴为脏腑经络气血输注于躯体外部的部位、疾病的反应点和针灸等治疗的刺激点。腧穴为脉气所发，归于经络；经络又属于脏腑。所以，腧穴和脏腑脉气相通。其中，阿是穴是按压疼痛的点，不是经穴和奇穴，出自《内经》的"以痛为输"，是通针治疗常用的定点方法。

经络和腧穴理论，可用于经络诊法、分经辨证和循经取穴等，充分体现了中医的整体观。比如在诊断膝关节疼痛患者时，不仅要检查患侧膝关节的前后内外侧，还要检查腰部、臀部、大腿和小腿等相关部位腧穴。如果确定腰部、臀部、大腿和小腿等相关部位为疼痛原发病灶，应该用通针治疗疼痛原发病灶。通针中的芯针针头，就有尖利形和斜口尖利形，用以穴位刺激。通针中的其他针具也可以循经取穴。

通则不痛理论是通针疗法最基本的中医基础理论。

第二节　慢性软组织损伤理论

1992 年，朱汉章教授在《小针刀疗法》中首次提出针刀医学的四大基础理论雏形，其中包括慢性软组织损伤理论。

根据人体组织的物理性能和外部物理性质，将人体组织分为软组织、硬组织和体液。软组织包括肌肉、筋膜、韧带、关节囊、滑囊、腱鞘、脊髓、神经、血管和椎间盘等柔体，中医称之为"筋"。硬组织指骨组织。体液包括血液、淋巴液和组织液。软组织损伤是指各种原因损伤软组织而致的疾病，中医称之为筋伤，包括急性软组织损伤和慢性软组织损伤。慢性软组织损伤是指软组织受到各种形式损伤，在治疗或自我修复过程中所形成的一种新的软组织损伤疾病。

人体对损伤有自我修复和自我调节的生命特性：存活的健康细胞不断分裂和增殖，取代死亡细胞和修复受损组织，这是生物在长期进化过程中获得的生命特性之一。人体自我修复方式有两种：一种是由损伤周围的同种细胞不断分裂和增殖来修复，并完全恢复原来的结构及功能；第二种是由纤维结缔组织不断分裂和增殖来修复取代，称之为纤维性修复，以后会形成瘢痕。

参与修复的同种细胞分裂、增生的现象，称为再生。不同的组织再生能力不同，一般情况下，平时容易受损伤的、生理过程中经常更新的组织再生能力强。根据组织的再生能力不同分为 3 种，即不稳定细胞、稳定细胞和再生力微弱或无再生力的细胞。不稳定细胞，包括表皮细胞、造血细胞等，具有应对损伤的强大再生能力。稳定细胞，包括各种腺体器官的细胞，正常情况下不能再生，但受到损伤时有较强的再生能力。再生力微弱或无再生力的细胞，有神经细胞、骨骼肌细胞和心肌细胞，再生能力极弱。

临床常见软组织损伤的细胞多为再生力微弱或无再生力的细胞。软组织损伤后，不能由周围同种细胞来分裂增生修复，而由肉芽组织修复，形成与原来组织不一样的纤维性结构。

肉芽组织是由新生的毛细血管和成纤维细胞构成幼稚结缔组织。肉芽组织从周围向中心生长、推进的过程中，填补了缺损，也引起了周围组织的粘连；幼稚的结缔组织逐渐成熟为纤维结缔组织，并逐渐老化为瘢痕组织，使组织器官保持完整性和坚固性，也形成了软组织损伤部位的瘢痕；随着时间推移，瘢痕连同粘连的周围组织一起挛缩。

软组织损伤后，损伤部位软组织形成的粘连、瘢痕和挛缩，刺激了周围的神经组织，引起疼痛和功能障碍，作为重要的病理因素，形成了一个新的疾病——慢性软组织损伤。

第三节　力学失衡理论

1992 年，朱汉章教授在《小针刀疗法》中首次从生物力学角度，提出慢性软组织损伤的根本原因是生物力学平衡失调。

外力损伤和积累劳损等各种致病因素引起人体生物力学系统受力异常，使人体生物力学系统组成部分的形态结构发生改变，失去正常的生物力学平衡。人体具有巨大的自我修复和自我调节潜能。如果形态结构发生的改变在人体代偿范围之内，就没有明显临床表现；如果形态结构发生的改变超越人体自我修复和自我调节代偿极限，破坏了人体力学平衡，就会导致受损生物力学系统的功能异常，引起相应的症状和体征。

人体发挥自我修复和自我调节功能时，可能伴随人体生物力学系统"再稳定过程"，甚至产生人体生物力学系统的"过稳状态"，用于抵消生物力学系统受力异常。

人体生物力学系统"再稳定"和"过稳状态"，在软组织方面表现为组织学及力学状态的改变：关节囊和韧带止点等软组织钙化，肌肉潮线（潮线为纤维软骨与钙化软骨层的分界线）向韧带方向推进，韧带现玻璃样变，韧带中的纤维细胞明显减少，变性后纤维呈灰白色，互相连接，失去正常结构；关节的应力重新分布，关节囊早期松弛，"再稳定"后关节囊增生、肥厚与硬化，直接起到局部制动的作用，增加了关节的稳定性。

人体生物力学系统"再稳定"和"过稳状态"，在硬组织方面表现为骨质增生。膝关节和脊椎等关节周围产生骨赘，增加了关节的接触面积，增加了关节的稳定性。

人体生物力学系统"再稳定"和"过稳状态"，在一般情况下有利于人体关节稳定性的恢复。有时候，增生的骨赘和力学状态改变的软组织可能刺激周围的神经和血管，引起相应的临床症状和体征。此情需要通过软组织松解，解除周围神经和血管的刺激，从根本上祛除病因。

第四节　软组织刺激理论

软组织损伤后的愈合，分为三期。

一、炎症反应期

软组织损伤后，损伤局部立即产生无菌性炎症反应，持续数日。此期主要的病理反应为凝血反应和免疫反应：血小板被激活、聚集、释放出多种生物因子，血小板释放出来的花生四烯酸和血小板激活的补体 C5 片段等诱导吞噬细胞的趋化作用，血小板源性内皮细胞生长因子参与肉芽中的毛细血管形成，增加血管通透性，使单核细胞和中性粒细胞等游离出血管到达损伤部位。

二、细胞增殖分化期

通过细胞的增殖分化修复损伤组织的缺损，也可以粘连周围正常组织。小面积的表浅软组织损伤的修复，主要通过上皮细胞的增殖分化、迁移和覆盖表浅损伤部位；其他软组织损伤由肉芽组织来修复。

三、组织修复重建期

肉芽组织经过组织重建后，变成瘢痕组织，成纤维细胞成为纤维细胞，使伤口挛缩。

软组织损伤后无菌性炎症反应引起损伤部位粘连、瘢痕和挛缩，刺激了周围的神经组织，引起疼痛和功能障碍，引发人体神经反射和体液调节机制，又产生无菌性炎症反应。无菌性炎症反应引起损伤部位粘连、瘢痕和挛缩，作为重要的病理因素，又引起无菌性反应，形成恶性循环。软组织无菌性炎症反应对神经组织的刺激是颈肩腰腿痛等疼痛性疾病的重要原因。

只有松解软组织损伤后引起损伤部位粘连、瘢痕和挛缩，才能从根本上消除软组织损伤后无菌性炎症反应，消除以上病因的恶性循环，达到根治的目标。

第五节　筋膜学理论

一、筋膜的概念

狭义的筋膜，包括浅筋膜和深筋膜。浅筋膜又称皮下筋膜，位于真皮之下，即组织学上的皮下组织，覆盖全身各处，大部分由富含脂肪组织的疏松结缔组织构成，脂肪组织在不同部位存在多少之差，并且浅筋膜内分布有丰富的神经末梢、皮神经、浅动脉、皮下静脉、毛细血管和淋巴管等；深筋膜又称固有筋膜，由致密结缔组织构成，位于浅筋膜深面，包括体壁、四肢的肌组织、血管和神经等。

广义的筋膜可以理解为组织学意义上的结缔组织，这些结缔组织细胞都来自胚胎时期的间充质细胞，包括固有结缔组织和特殊结缔组织两大类。固有结缔组织，包括疏松结缔组织、致密结缔组织、脂肪组织和网状组织；特殊结缔组织，包括骨组织、软骨组织、血液和淋巴等。

筋膜按照组织分化的角度，分为未分化的结缔组织和已分化的结缔组织：①未分化的结缔组织，包括疏松结缔组织和脂肪组织，两者之间可根据脂肪的多少而相互转化；②已分化的结缔组织，包括硬性固态结缔组织、软性固态结缔组织和液态结缔组织。其中，硬性固态结缔组织包括骨组织和软骨组织等；软性固态结缔组织，包括韧带、肌腱、腱膜和椎间盘等；液态结缔组织，包括血液、淋巴液、组织液、脑脊液和房水等。

二、筋膜的组织学结构

筋膜的组织学结构，包括筋膜内的细胞、细胞外基质。筋膜内的细胞，主要包括结缔组织所固有的细胞（成纤维细胞、脂肪细胞和未分化的间充质细胞等）和从其他组织迁移过来的游走性细胞（巨噬细胞、肥大细胞、中性粒细胞、嗜酸性粒细胞和淋巴细胞等），其中未分化的间充质细胞为筋膜的干细胞，特定条件下可分裂、分化，形成不同的细胞；细胞外基质是由细胞分泌，位于细胞周围，为组织、器官乃至整个机体的完整性提供力学支持和物理强度，并对细胞的黏附、迁移、增殖、分化等活动，以及胚胎发生等产生影响的物质，是细胞社会属性的体现。细胞外基质包括纤维和无定形基质，前者包括胶原纤维、弹性纤维和网状纤维，后者包括酸性糖氨多糖、透明质酸、蛋白多糖和水等。筋膜内的细胞分散存在于细胞外基质内，必须借助细胞外基质传递信息以完成细胞的功能。

三、筋膜的生物学功能

筋膜的生物学功能包括如下功能：①机械支持功能；②参与细胞黏附和迁移；③影响细胞增殖。

四、人体结构的双系统理论

人体是由遍布全身的非特异性结缔组织（疏松结缔组织和脂肪组织）所构成的筋膜支架网络，以及其支持、包绕的已分化的功能细胞两部分构成。前者称为支持与储备系统（阴），后者称为功能系统（阳）。前者是人体所有功能细胞赖以生存的"土壤"，中医的外治技术是通过"松土"来发挥临床疗效的。

五、筋膜的神经调控理论

筋膜的神经调控，主要通过自主神经及神经递质的扩散与筋膜细胞膜上相应受体结合以激活细胞，从而调控干细胞的分化与增殖。其中，乙酰胆碱刺激干细胞的增殖，去甲肾上腺素促进干细胞的分化。内脏器官旁和器官内的筋膜组织受交感神经和副交感神经双重支配；躯干和四肢只有交感神经支配而没有副交感神经支配，躯干和四肢的副交感效应由肌肉挤压、牵拉等机械作用的方式，来促进干细胞和成纤维细胞（稳定态的干细胞）的增殖。交感神经分泌去甲肾上腺素，促进筋膜中的干细胞向功能细胞分化；副交感神经分泌乙酰胆碱，刺激筋膜组织中干细胞的增殖。

筋膜学理论认为，中医治疗的机制是通过全身或局部的刺激以激发人体的损伤修复机制。筋膜学理论研究者对许多中医优势病种的治疗做过研究，如疼痛的治疗、亚健康治疗、机体退行性疾病的防治（包括最为常见的骨关节退行性疾病和脏器的退行性疾病，如退行性骨关节炎、2 型糖尿病、阿尔茨海默病、生殖和性功能减退等）。此外，还有从遏制干细胞转化的角度采用免疫方法对抗肿瘤转移因子来治疗肿瘤的研究。

第六节　慢性内脏疾病理论

上一节已阐述，慢性软组织损伤的根本原因是生物力学平衡失调。慢性内脏疾病的根本原因在于脊柱生物力学平衡失调。

内脏位于胸腔、腹腔、盆腔和颅腔，通过各种软组织，直接或间接与脊柱连接，形成人体生物力学系统。当各种损伤使脊柱的人体生物力学系统平衡失调，人体就对受损的脊柱进行代偿性调整。脊柱代偿性调整，会导致胸廓和盆腔等变形，进而引起胸廓和盆腔等内在脏器的错位，引发内脏功能异常。

颈胸椎生物力学系统平衡失调，导致胸廓变形，引发胸、腹腔内的心、肺等错位，临床相应出现慢性支气管炎、心律失常等，影像检查可发现有脊柱生理曲度异常、侧弯、脊柱小关节错位和胸廓畸形等。

腰骶椎生物力学系统平衡失调，导致骨盆变形，引发盆腔内的子宫、膀胱和直肠等内脏错位，临床相应出现慢性盆腔炎和痛经等，影像检查可发现有脊柱生理曲度异常、侧弯、脊柱小关节错位和骨盆倾斜等。

上述慢性内脏疾病，各种治疗效果普遍不佳。自从将生物力学平衡失调理论运用到上述慢性内脏疾病的认识中，采用通针疗法松解软组织的粘连、瘢痕和挛缩，调整人体生物力学系统，恢复生物力学平衡，已经取得较好疗效。

第三章 通针疗法作用机理探讨

第一节 闭合性手术理论

手术是现代医学外科治疗的重要手段之一，用刀、剪、钳等器械对人体进行切割、分离和缝合等操作。

传统的手术是开放性手术，要求切开皮肤和皮下筋膜，有足够大的切口，保证清晰的手术视野，才能保证手术操作的安全。但切口越大，对患者的创伤越大；出血越多，感染风险越大；恢复越慢，痛苦越多。为了缩小手术切口，手术者发明了腔镜手术，如用腹腔镜手术切除胆囊、用椎间孔镜摘除椎间盘髓核等。腔镜手术虽然手术切口只有1cm左右，手术经过皮肤的通道缩小了，手术器械缩小了，但是，经过腔镜手术的工作套管，进入人体之后依然是用刀、剪、钳等器械对人体进行切割、分离，对人体的创伤和风险依然较大。

为了进一步减少对人体的创伤和风险，朱汉章教授发明了中医特色的闭合性手术——针刀疗法。针刀疗法闭合性手术不用手术刀片切割，不切除任何人体组织器官，没有切口，术后不会遗留瘢痕。按照《针刀医学基础理论》对针刀的定义：刺入人体并发挥刀的切割和分离作用的医用针具，统称为针刀。针刀针身的直径和针头刃口1mm左右，针刀刺入人体的针眼直径1mm左右。针刀作为锐性松解针具，针头刃口只有1mm左右，对人体的创伤更小。但针刀治疗不能在直视或腔镜监测下进行，也可能切割到正常的神经和血管等造成意外损伤。

为了减少针刀可能切割到正常的神经和血管等造成的意外损伤，我发明了一种新的闭合性手术——通针疗法。针刀外套管针并且针刀头伸出管针头部，行针刀常规治疗，针刀切开皮肤和筋膜等致密结缔组织后，接近重要的血管、神经和脏器等部位时，左手保留并固定针刀外套的管针，右手退出针刀，从套管内插入圆钝针，并且圆钝针头部伸出管针头部，用圆钝针外套管针继续常规圆钝针治疗。

通针针身直径和针头刃口 1mm 左右，针刀刺入人体的针眼直径 1mm 左右。通针作为锐性加钝性松解针具，针头刃口只有 1mm 左右，针刀和圆钝针有机组合于一种针具，对人体的创伤更小。通针疗法既发挥了针刀和圆钝针各自的优势，又改进了针刀和圆钝针各自的不足，成为安全有效的闭合性手术。

通针疗法作为改进的闭合性手术，改进了监测技术。在超声等影像实时监测下进行，通针更精确地治疗有效部位，同时避免了损伤正常的神经和血管等造成意外损伤，提高了闭合性手术的安全性和有效性。

第二节　锐性软组织松解理论

通针的锐性松解芯针针头形状有平口楔形、斜口楔形、双斜口楔形、圆口楔形、凹口楔形、斜凹口楔形和倒钩楔形。

上述形状针头的芯针都符合针刀的定义：刺入人体并发挥刀的切割和分离作用的医用针具统称为针刀。通针属于针刀，也就具备针刀的功能。通针以针的方式刺入人体后，以短线性方式对病变组织进行切割和分离，属于典型外科手术的锐性松解。通针不仅能够切割和分离皮肤到肌肉之间的浅筋膜和筋膜间等疏松结缔组织，还能切割和分离筋膜和韧带等致密结缔组织，松解慢性损伤导致的软组织粘连、瘢痕和挛缩，解除其对神经和血管等的压迫和刺激，从根本上解除软组织损伤等疑难杂症的病因。

通针的锐性软组织松解理论从以下几个方面叙述。

一、芯针上下提插实现锐性软组织松解

针柄和刀口线，与重要神经、血管走行方向一致。传统外科手术的锐性松解，是通过手术刀片在其平面内进行与刀口线垂直的方向向前运行，才能实现目标组织的切开、分离。所以，通针也是通过芯针的针刀头在其平面内与刀口线垂直的方向上，用上下提插来实现锐性软组织松解。

二、避免锐性纵行分离针法

锐性纵行分离针法是针柄和刀口线，与重要神经、血管走行方向一致，以进针点皮肤为支点，刀刃端在体内做与目标组织走行方向一致的弧形运动。针刀头侧面是没有刃口的，如果针刀头侧面有刃口，就相当于传统的手术刀片了，在体

内做盲视下的摆动切割相当危险。既然针刀头侧面没有刃口，就无法拿没有刃口的针刀头侧面和圆柱状针身去切割目标组织，那样无异于拿手术刀片的刀背去切割目标组织，是不能切割分离目标组织的。

三、避免锐性横行分离针法

锐性横行分离针法是针柄和刀口线，与重要神经、血管走行方向一致，以进针点皮肤为支点，刀刃端在体内做与目标组织走行方向垂直的弧形运动。横行剥离针法相当于手术刀的刀刃侧面来回"拍"目标组织，就像菜刀刀刃的侧面在磨刀石上左右来回向刀背方向拖动，是不能切割分离目标组织的。

第三节　钝性软组织松解理论

通针的钝性松解芯针针头形状有圆钝形，针头顶端呈圆钝弹头状，为最常用钝性松解的芯针针头。此芯针属于圆钝针。

通针疗法钝性软组织松解是右手从管针内插入圆钝针并且将其头部伸出管针头部，用圆钝针外套管针作常规圆钝针治疗。通针疗法在针刀切开皮肤和筋膜等致密结缔组织后，依靠保留的管针，保证了圆钝针通过皮肤、筋膜和韧带等致密结缔组织的通道，克服了圆钝针不能穿透皮肤、筋膜和韧带等致密结缔组织的局限。

通针的钝性软组织松解理论从以下几个方面叙述。

一、以捅刺方式行钝性松解针法

通针疗法继承了圆钝针疗法等钝性软组织松解的精髓，以捅刺方式对慢性损伤的结缔组织进行分离，不会意外损伤病变周围的血管、神经和脏器等重要的正常人体结构。传统的外科手术的钝性松解，是通过手术刀柄和剥离器等钝性手术器具把软组织从已被固定的部位分离开，或者是通过血管钳等钝性手术器具插入目标软组织后向两边撑开。通针疗法为闭合性手术，在有限的空间内无法另外提供软组织固定器械和血管钳等撑开器械。所以，通针的芯针也只能通过捅刺等方式对慢性损伤的疏松结缔组织进行分离来实现钝性软组织松解。

二、避免深部扫散的钝性松解针法

扫散针法，是以皮肤穿刺点为支点，手握针具的针柄，上下或左右摇摆，以期望针具的针头反方向扫散，拨开病变组织或刺激腧穴。

深部扫散针法的缺点（图3-1）：①扫散针法是以皮肤穿刺点为支点，此支点其实仅仅是手术者想象的支点，并不像椎间孔镜系统等有固定支架固定于手术台，手术者手握针具的针柄向上下或左右运动时，作为支点的皮肤穿刺点也会随着针柄向上下或左右运动；②如果针具的针头在深部反方向摇摆能拨开病变组织，作为同一根金属针具的针头到针柄之间的针身，会把针身周围的正常组织拨开造成正常组织的损伤；③如果针头周围的病变组织被固定，针具的针头在深部反方向摇摆来拨开病变组织，作为同一根金属针具的针头到针柄之间的针身，也应该把其周围的正常组织和针头周围的病变组织同向拨动，手术者不可能有这么大的力量；④针头在深部摇摆时，针头周围的病变组织其实并没有被固定，可能随针头摇摆，所以并没有被针头分离松解。

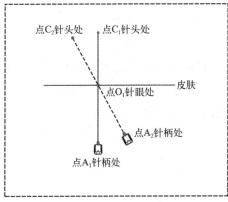 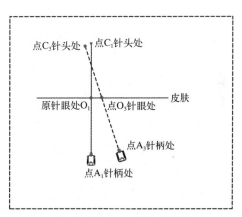

深部扫散钝性分离针法预期效果　　　　深部扫散钝性分离针法实际效果

图3-1　深部扫散钝性松解针法的缺点

三、可行浅部扫散的钝性松解针法

浅部扫散针法，是芯针针头穿刺进入皮下浅筋膜，以皮肤穿刺点为支点，手握针具的针柄上下或左右摇摆，以针具的针头反方向摇摆，刺激腧穴。因为皮下浅筋膜为疏松结缔组织，位置表浅，所以浅部扫散针法不需要很大的力量。针头和针身的摇摆都是刺激其周围的腧穴，没有上述深部扫散针法的缺点。

第四节　锐性加钝性软组织松解理论

通针包括可连接、可拆分的管针和芯针两部分。芯针，包括锐性松解芯针和钝性松解芯针，使通针成为能够用一种针具同时进行锐性加钝性松解的针具。

通针疗法操作如下：在针刀外套管针并且针头伸出管针头部，行常规针刀切开皮肤和筋膜等致密结缔组织；当接近重要的血管、神经和脏器等部位时，左手保留并固定针刀外套的管针，右手退出针刀；确定管针的管孔中无血液等流出，可用注射器回抽；如无血液等流出，右手从管针内插入圆钝针并使圆钝针头部伸出管针头部；用圆钝针外套管针继续常规圆钝针治疗。

通针疗法继承了针刀疗法等锐性软组织松解的精髓，以短线性方式对慢性损伤的软组织进行切割和分离，不仅能够切割和分离皮肤到肌肉之间的浅筋膜和筋膜间等疏松结缔组织，还能切割和分离筋膜和韧带等致密结缔组织，松解慢性损伤导致的软组织粘连、瘢痕和挛缩，解除其对神经和血管等的压迫和刺激，从根本上解除软组织损伤等疑难杂症的病因。同时，通针疗法继承了圆钝针疗法等钝性软组织松解的精髓，以捅刺等方式对慢性损伤的疏松结缔组织进行分离，不会意外损伤病变周围的血管、神经和脏器等重要的正常人体结构。

通针疗法巧妙地将钝性软组织松解安排在锐性软组织松解之后。钝性软组织松解治疗了锐性软组织松解不宜治疗的部位；钝性松解的芯针通过锐性软组织松解之后保留下来的管针内孔，就能穿越皮肤、筋膜和韧带等致密结缔组织，再进行有效钝性松解，克服了不能穿透皮肤、筋膜和韧带等致密结缔组织的局限；针刀治疗结束后退出针刀，观察管针的管孔内有无血液等流出，并用注射器回抽，避免了针刀头损伤到血管等之后的继续治疗，并且解除了针刀治疗时损伤血管后血液瘀积于治疗部位所产生的新致病因素。

第五节　　通针刺激理论

通针的芯针针头形状有尖利形、斜口尖利形和螺纹尖利形，其针头顶端呈尖利麦芒状，为常用针刺激的芯针针头。其他形状芯针针头的通针行软组织松解时，均有刺激腧穴作用，并且其对腧穴的刺激量数倍于针刺。

如果通过通针的管针进行埋线治疗，可以起到长久刺激腧穴的作用。

如果使用圆钝针头通针行浅部筋膜通针操作，因浅筋膜内分布着丰富的神经末梢、皮神经、浅动脉、皮下静脉、毛细血管和淋巴管等，可以产生强大的刺激腧穴作用。

如果使用倒钩楔形针头通针行董氏奇穴的割治，对治疗部位行重创刺激，可以产生迅速而持久的疗效。

如果使用通针的芯针针头，形状为螺纹尖利形，可以通过芯针的旋转进入骨骼，主要对骨膜、骨组织、骨髓及其神经和血管等行安全有效的刺激，可以治疗高血压、糖尿病等久治不愈的顽疾。

通针刺激可产生如下方面的作用：①近治作用：通针刺激可治疗腧穴所在部位及其邻近部位的疾病。②远治作用：通针刺激可治疗腧穴所在部位及其邻近部位的疾病，还能治疗该腧穴的循行经脉所到达的远离部位的疾病。③整体作用：通针刺激可起到对人体整体性的调治作用。

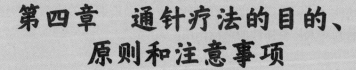

第四章 通针疗法的目的、原则和注意事项

第一节 目的

通针疗法的目的，是不切除人体组织又恢复人体的生物力学平衡。平衡包括软组织和骨关节的生物力学平衡。

一、恢复软组织的力平衡

生物力学系统的力平衡失调，是慢性软组织损伤的根本病因。在造成生物力学平衡失调的因素中，粘连、瘢痕和挛缩是人体自我调节和修复的过程和结果，也是造成生物力学平衡失调的主要因素。如果损伤程度轻、损伤时间短且组织受损面积小，人体通过这种自我调节和修复，可以使受损组织和器官恢复如初，不引起临床表现；如果损伤范围较大、反复损伤且损伤程度重，人体通过这种自我调节和修复，不可以使受损组织和器官恢复如初，引起受损组织和器官的功能障碍，从而引发临床症状。通针疗法的目的，就是恢复软组织的生物力学平衡。

二、恢复骨关节的力平衡

软组织的生物力学平衡失调是骨关节生物力学平衡失调的原因。当附于骨关节上的软组织损伤后，受损软组织粘连、瘢痕、挛缩，引起软组织的生物力学平衡失调。软组织牵拉相应的骨关节，使骨关节生物力学平衡失调。骨关节生物力学平衡失调产生高应力，引起微小移位或者骨质增生。所以，微小移位或者骨质增生是软组织力平衡失调的结果。通针疗法的目的，就是通过恢复软组织的生物力学平衡来恢复骨关节生物力学平衡。

三、修复局部和全身组织的功能

通针疗法通过对机体某一部位实施可承受的刺激，使机体组织产生局部损伤效应、全身损伤效应、机械牵拉效应、神经反射效应和机体应激效应等，向中枢传入较强的生物学神经冲动。这些外源性的神经信息在传入的相应脊髓节段会对内源性的神经信息产生屏蔽作用，对肌肉的张力产生反射性的松弛作用，产生脊髓层面的镇痛和解痉等作用。同时，通针疗法的多种治疗效应促进局部结缔组织中的干细胞增殖、分化加速，促进修复局部和全身组织的功能。

第二节　治疗原则

一、通针为主

通针，是将锐性松解针具和钝性松解针具组合于同一种针具内，以刺入人体方式同时发挥锐性、钝性松解、刺激以及物理治疗等作用的医用针具统称。通针疗法，主要运用通针针具，同时发挥锐性加钝性松解、刺激以及物理治疗等作用，针对病因治疗疾病。

二、手法为辅

手法是指在通针疗法前后，术者以术者的手、肘等部位施力作用于患者身体的一种辅助治疗方法。手法作用是以力的作用，分离患者病变部位的粘连、瘢痕和挛缩，恢复脊柱等骨关节和软组织的力学平衡，解除力学失衡，针对病因治疗疾病。

三、康复理疗

通针疗法是微创治疗，同时进行锐性加钝性松解粘连、瘢痕和挛缩后，人体需要修复重建。康复理疗就是运用外部手段促进人体修复，主要有物理治疗、运动治疗、针法、灸法、拔罐疗法等。

四、药物配合

药物治疗的目的是活血化瘀、通经活络和消炎止痛等，包括传统中药和西药，分为内服和外用。辨证运用中药，可调节人体阴阳、调整人体气机；对症运用西药，能迅速解除临床症状。

第三节 注意事项

1. 通针疗法前，患者填写知情同意书。

2. 患者在劳累、饥饿和高度紧张状态时，不宜行通针疗法。

3. 患者在月经、妊娠和哺乳期慎用通针疗法。

4. 对局部麻醉药过敏者，禁用局部麻醉药。

5. 通针疗法前必须询问有无发热，必要时测试体温。

6. 通针疗法前必须询问有无血液病等既往史，并检查血常规。

7. 芯针针头的运行方向避开重要神经、血管和脏器。

8. 芯针针头的运针路径避开重要神经、血管和脏器。

9. 在超声、C形臂X线或CT监测下进行通针疗法，更安全有效。

第四节 意外的处置和预防

一、晕针的处置和预防

1. 处置

（1）立即停止操作，将通针迅速拔出，用创可贴贴住针孔。

（2）将患者平卧，将其双下肢抬高。

（3）如果上述方法仍不能使患者苏醒，可按压或针刺人中、合谷、内关穴等穴位。

（4）如果上述方法仍不能使患者苏醒，可采取吸氧或人工呼吸等其他急救措施。

2. 预防

（1）首先做好思想工作，消除患者的紧张情绪。

（2）采取舒适体位，一般取卧位。

（3）避免在患者饥饿、饱胀、醉酒、口渴、劳累、紧张时治疗。

二、断针的处置和预防

1. 处置

（1）患者保持体位不动，以免通针残端向体内深层移动。

（2）如果患者皮肤之外留有通针残端，术者应迅速用手指捏紧通针残端，将通针慢慢拔出。

（3）如果通针残端完全埋入体内，在通针进针点，用1%利多卡因局麻后，用手术刀切开0.5cm切口，用镊子将通针慢慢拔出；建议在超声、C形臂X线或CT监测下进行。

2. 预防

（1）使用一次性无菌通针。

（2）通针操作应避免用力过猛。

（3）避免使用横行剥离针法、深部扫散针法。

三、出血的处置和预防

1. 处置

（1）如果患者表浅血管出血，术者可用消毒干棉球压迫止血。

（2）如果患者较深部位出血，引起局部明显肿胀疼痛或持续加重，术者可对患者局部进行冷敷止血和肌内注射止血药物。24小时以后，局部热敷、理疗和按摩，口服和外用活血化瘀药物等。

（3）如果患者有重要脏器、椎管内和胸腹腔内出血较多或出血不止，需立即外科手术。如果出现休克，则先进行抗休克治疗。

2. 预防

（1）完全掌握治疗部位的精细解剖结构。

（2）在超声、C形臂X线或CT监测下进行通针治疗，更安全有效。

四、神经损伤的处置和预防

1. 处置

（1）患者出现神经刺激现象，说明通针已经接近神经，应立即停止操作，退出通针，改变进针方向后再进针。如果患者疼痛和麻木明显，可在损伤部位以局麻药、类固醇类药、甲钴胺等封闭治疗。

（2）24小时后，进行热敷、针灸、按摩、理疗、口服中西药物治疗。

（3）在医生指导下加强康复训练。

（4）如果神经已被切断，需要进行神经吻合手术。

2. 预防

（1）完全掌握治疗部位的精细解剖结构。

（2）在超声、C 形臂 X 线或 CT 监测下进行通针治疗，更安全有效。

五、脏器损伤的处置和预防

1. 处置

（1）刺伤患者心、肺、肝、脾、肾和空腔脏器时，应立即拔出针具。

（2）密切监测患者生命体征，注意病情变化。

（3）对症处理咳嗽、腹膜刺激征等。

（4）病情恶化，出现呼吸困难、发绀和休克等症状时，应立即酌情行胸腔闭式引流术、吸氧、抗休克，必要时手术。

2. 预防

（1）掌握心、肺、肝、脾、肾和空腔脏器等脏器的解剖知识。

（2）通针芯针针头的运针方向力求避开重要的神经、血管和脏器等，从源头设计上避免通针疗法的损伤；芯针针头的运针路径必须避开重要的神经、血管和脏器等，从实际操作上避免通针疗法的损伤。

六、感染的处置和预防

1. 处置

（1）针眼局部外敷碘伏、罗红霉素软膏等。

（2）全身用药，全程、足量使用敏感抗生素。必要时，做细菌培养和药敏试验。

（3）必要时，行脓肿穿刺。如抽出脓液，则行充分的切口引流术。

2. 预防

（1）治疗室内定期紫外线消毒，治疗台的床单定期换洗。

（2）治疗器械建议使用一次性器械，否则需要清洗后高压蒸汽消毒灭菌法消毒。一支针具仅能用于一个患者的一个部位。

（3）治疗医师和护士应严格执行无菌操作规范。

七、局麻药过敏和毒性反应的处置和预防

1. 处置

（1）立即停止注射。

（2）保持呼吸道通畅，吸氧，开通静脉通道。

（3）静脉注射地塞米松。

（4）必要时静脉注射肾上腺素 0.5mg，实施心肺复苏、电击除颤等。

2. 预防

（1）治疗前，患者应该签署知情同意书。

（2）治疗前充分做好应急预案，包括各种意外情况的紧急处理和基本复苏技术和设备。

（3）对局麻药过敏、二至三度房室传导阻滞、肝功能不全和休克等患者禁用局麻药；肾功能不全患者慎用局麻药。

（4）推注局麻药之前及其过程中必须回抽，观察到无回抽血液后才能继续推注局麻药，避免把药物注射进入血管。

（5）严格控制局麻药的浓度和剂量，推注试验剂量局麻药后，观察无局麻药反应后再继续推注。

八、全脊髓麻醉的处置和预防

1. 处置

（1）治疗前充分做好应急预案，包括各种意外情况的紧急处理、基本复苏技术和设备。

（2）面罩吸氧，辅助呼吸；呼吸停止时，需气管插管、机械呼吸。

（3）开通静脉通道，进行抗休克治疗。

（4）必要时，实施心肺复苏、电击除颤等。

2. 预防

（1）治疗前分析穿刺部位的解剖结构和患者的影像资料。

（2）靠近椎管注射的第一次注射 1% 利多卡因 1mL 后观察 3 分钟，无全脊髓麻醉或高位麻醉症状后继续注射局麻药。

（3）注射前和注射过程中反复回抽注射器，观察有无脑脊液，避免把药物注射进入蛛网膜下腔。

第五章 通针疗法的适应证和禁忌证

第一节 适应证

通针疗法是在针刀疗法和圆钝针疗法的基础上，传承和发展起来的治疗方法。针刀医学经过近 40 年的发展，其适应证已经从慢性软组织损伤、骨质增生等骨伤科疾病扩展到内、外、妇、儿、皮肤、五官等多科疾病，临床疗效也不断提高。通针疗法适应证分布广泛，但概括起来主要是以下几大类。

1. 慢性软组织损伤疾病。
2. 神经卡压综合征。
3. 脊柱疾病。
4. 部分脊柱相关性内脏疾病。
5. 部分骨质增生性疾病与骨关节病。
6. 瘢痕挛缩。
7. 常见内科、妇科、儿科、五官科、皮肤科、美容与整形外科疾病。
8. 其他相关疾病。

第二节 禁忌证

一、绝对禁忌证

1. 出凝血机制异常者。
2. 心肺等功能重度异常者。

二、相对禁忌证

1. 施术部位有皮肤感染，深部有脓肿及全身急性感染性疾病者。
2. 一切严重内脏病的发作期。
3. 施术部位有重要神经血管或重要脏器而施术时无法避开者。
4. 体质极度虚弱者。
5. 血压较高且情绪紧张者。

第六章 通针操作方法

第一节 操作前准备

通针疗法是在针刀疗法和圆钝针疗法的基础上传承和发展起来的治疗方法。通针疗法和开放性手术相比，手术创伤小，手术时间短，但不是无创治疗。与开放手术一样，通针疗法需要穿刺经过正常的组织才能到达病变部位，所以需要严谨而完善的术前准备。

1. 明确诊断

医生应该全面掌握患者的病史、体格检查、相关的影像、生化检查等辅助检查资料，并分析、归纳患者资料。

2. 术前评估

医生应该在全面掌握患者资料基础上，术前对患者进行系统评估。如果患者有通针疗法适应证并且没有通针疗法禁忌证，则能进行通针治疗；如果患者有通针疗法绝对禁忌证，则不能做通针治疗；如果患者有通针疗法的适应证，又有通针疗法的相对禁忌证，应在治疗好相对禁忌证后再进行通针治疗。

3. 术前签字

通针疗法前，需要签署术前同意书。通针疗法术前需要对患者认真地进行术前宣教，详细告知患者通针疗法有关知识，如通针器械的选择、治疗方案的拟定、麻醉方法的选择和详细的医疗风险情况。

4. 术式选择

选择通针疗法的具体术式，应遵循以下原则。

（1）安全原则：通针芯针针头的运针方向应力求避开重要的神经、血管和脏器等，从源头设计上避免通针疗法的损伤；芯针针头的运针路径必须避开重要的神经、血管和脏器等，从实际操作上避免通针疗法的损伤。

（2）有效原则：通针疗法术前，应全面掌握患者的病史、体格检查、相关的影像、生化检查等辅助检查资料，并分析确定引起疼痛等症状的目标部位。术中根据术前的 DR 片、CT 片、MR 片和超声检查，以患者的骨骼和肌肉等为参考目标，以通针管针外的刻度标识为进针深度，将通针芯针针头运针到目标部位，避开重要的神经、血管和脏器等，进行安全有效的治疗。同时，尽可能将通针针身和病变组织的平面重叠，以增大有效治疗面积，避免将通针针身和病变组织的平面垂直（因为这样治疗面积只有一个点）。只有当治疗部位有相互垂直的神经、血管或肌腱等软组织时，才能将通针针身和病变组织的平面垂直，以避免造成上述软组织损伤。

（3）微创原则：通针芯针的刀口线方向，首先要和治疗部位重要的神经走行方向一致，其次要和治疗部位重要的血管走行方向一致，再次要和治疗部位重要的肌腱走行方向一致。在通针疗法操作过程中，患者诉治疗部位有触电感并向外周放射时，说明芯针头已接近神经，应该退针后，改变通针的运针方向。通针疗法操作过程中，从管针中退出芯针时，如果有血液流出，说明芯针针头已损伤血管，需立即停止手术，退针 0.5cm 后，再观察管针管孔中是否有血液流出；如果没有血液流出，用注射器抽出瘀血，压迫治疗部位 5 分钟后，贴无菌敷料结束治疗。

（4）简单原则：选择通针治疗术式时，力求能简单不复杂。只治疗目标部位，不治疗不必要的部位。治疗表浅部位时，有明显的骨骼作为参考目标，一般不需要太多的监测设备如超声、C 形臂 X 线或 CT 导航下进行通针疗法。

5. 患者的准备

通针治疗术前要做好患者的思想工作，详细告知通针疗法的治疗作用、疼痛问题、安全问题、术中的配合、术后处理和功能锻炼等。通针治疗前，患者必须清洁皮肤。通针治疗一天内，治疗部位不宜沾水。

6. 术前麻醉

通针治疗前，一般为利多卡因局部浸润麻醉或者丁卡因表面麻醉，无须特殊准备。患儿不合作等情况可采用静脉复合麻醉的，需要术前禁饮禁食 8 小时。

7. 手术人员的准备

通针治疗前，治疗室及手术器械消毒备用。手术人员严格按照无菌操作要求操作。对难度较大的通针疗法，手术医生和助手及配合的护士、麻醉师应进行术前讨论，全面分析患者病情和手术术式，对可能出现的问题做好应急预案。

第二节 操作方法、间隔时间和疗程

一、通针操作方法

1. 持针姿势

根据外科手术无菌要求，一般用三指持针法（图6-1）：术者以右手拇指与食指、中指对捏住通针的芯针针柄和管针针座，其余手指悬空。芯针针柄方向为芯针刀口线的方向。

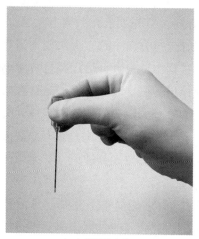
A. 中指运针方向

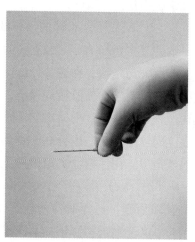
B. 食指运针方向

图 6-1　三指持针法

将芯针和管针为锁定状态的持通针方法，简称为三指持针法。依据芯针针头方向，分为两种。

（1）中指运针方向：术者以拇指与食指对捏住通针的芯针针柄，以拇指与中指对捏住通针的管针针座，其余手指悬空。通针芯针针头的运针方向指向中指一侧。

（2）食指运针方向：术者以拇指与中指对捏住通针的芯针针柄，以拇指与食指对捏住通针的管针针座，其余手指悬空。通针芯针针头的运针方向指向食指一侧。

2. 进针方法

本着安全、有效、务实的原则，改进通针进针方法如下。

（1）定点、消毒和铺巾：在确定病变部位、准确掌握该处的解剖结构后，在进针部位用记号笔做三线瞄准线标记法标记。

三线瞄准线标记法，是用记号笔在进针点周围作丁字形的 3 根不相交的直线，其延长线交点为进针点。三线瞄准线标记法的优点是穿刺点没用记号笔标记，不会把记号笔的颜料随针带进患者体内，避免对患者造成危害。

局部碘伏消毒，然后覆盖无菌洞巾。

（2）加压分离：左手拇指在进针点处加压，形成一个凹陷，将浅层神经和血管分离在左手拇指两侧。右手将外套管针锁死后的针刀头抵住左手拇指指甲前缘。

（3）定向：将刀刃压在进针点上，使刀口线与重要神经、血管及肌纤维走行方向尽可能平行。

（4）刺入：继续加压，快速刺破皮肤，匀速推进至病灶部位。

3. 通针操作手术入路

（1）压痛点手术入路：以病变局部有压痛的条索、硬结或压痛点为通针操作进针点的手术入路。

（2）骨性标志手术入路：以骨性标志为参考定位的手术入路。骨性标志为人体体表可触及的骨性突起。术中根据术前的 DR 片、CT 片、MR 片和超声检查，以患者的骨骼为参考定位，以通针管针外的刻度标识为进针深度，将通针芯针针头运针到目标部位。

（3）肌性标志手术入路：以肌性标志为参考定位的手术入路。肌性标志为人体体表可触及的肌肉轮廓和行径路线。术中根据术前的 DR 片、CT 片、MR 片和超声检查，以患者的肌肉为参考定位，以通针管针外的刻度标识为进针深度，将通针芯针针头运针到目标部位。

（4）超声导航手术入路：超声影像能更有效地实时监测通针定位软组织松解时的空间位置，将通针芯针针头运针到目标部位。

（5）X 线导航手术入路：在 C 形臂 X 线或 CT 监测下，依据术前患者的MRI、DR 或 CT 检查，以患者骨骼为参照物，能定位出病变组织和通针的空间位置，将通针芯针针头运针到目标部位。X 线导航手术入路特别适合无法实施超声导航手术入路的情况。

4. 常用通针针法

（1）深部筋膜通针操作：针刀外套管针后锁死并且针刀头伸出管针头0.5cm。右手将刀刃压在进针点上，使刀口线按重要程度依次与重要神经、血管及肌纤维走行方向尽可能平行。快速刺破皮肤，匀速将针刀头运针至目标部位，切割第一刀。

左手拇指和食指对捏管针针座两侧并固定管针，右手拇指和食指对捏针刀针柄，从管针的管孔中退出针刀。观察管针的管孔中有无血液流出，并用注射器回抽。

如果有血液流出，右手用注射器从管针的针座中抽出瘀血后，边用注射器从管针的针座中抽吸，边用左手退出管针，再用左手掌按压针刀头治疗部位 5 分钟后，贴无菌敷料结束治疗。

如果无血液流出，继续治疗。右手拇指和食指对捏圆钝针针柄，用右手将圆钝针从管针的管孔中插入，针头伸出管针针身 0.5cm，此为一次捅刺。

左手拇指和食指对捏管针针座并固定管针，右手从管针的管孔中退出圆钝针。观察管针的管孔中有无血液流出，并用注射器回抽。

如果有血液流出，右手用注射器从管针的针座中抽出瘀血后，边用注射器从管针的针座中抽吸，边用左手退出管针，再用左手掌按压芯针针头治疗部位 5 分钟后，贴无菌敷料结束治疗。

如果无血液流出，继续治疗。左手将管针退出 0.5cm。

以上为一次深部筋膜通针操作。

然后沿着刀口线上、下各移动一个刀口线的距离，并分别继续重复上述深部筋膜通针操作各 1 次，结束深部筋膜通针操作。

也可以参照深部筋膜通针操作进行简易深部筋膜通针操作：针刀外套管针后，将针刀头运针至目标部位，已切割了第一刀。然后沿着刀口线上、下各移动一个刀口线的距离，并分别继续重复上述外套管针的针刀操作各 1 次。然后，从管针的管孔中退出针刀，将圆钝针从管针的管孔中插入底。圆钝针针头伸出管针针身 0.5cm，做一次捅刺。然后沿着刀口线上、下各移动一个刀口线的距离，并分别在另外 2 次针刀头治疗的部位继续重复上述外套管针的圆钝针操作各 1 次。

（2）浅部筋膜通针操作：将外套管针的圆钝针的针头退至皮下，根据术前抗阻力收缩试验阳性时疼痛放射方向或按压压痛点时疼痛放射方向，将外套管针的圆钝针的针头在皮下向疼痛放射方向运针至距离穿刺点约 4cm 处。右手食指、中指与拇指对捏住管针针座和芯针针柄，以穿刺点为定点，使通针体在皮下做扇形运动。同时，根据术前抗阻力收缩试验，患者使试验中引起疼痛的相关肌肉做持续抗阻力收缩，使通针在皮下扫散，至压痛消失或压痛不再继续减轻时退针；也可以左手固定外套的管针，退出芯针，用胶布固定留于皮下的管针，留置管针约 24 小时后退出皮肤。

退针时，边用注射器从管针的针座中抽吸，边用左手退出管针，再用左手掌按压芯针针头治疗部位 5 分钟后，贴无菌敷料，结束浅部筋膜通针操作。

以上全过程为一次通针治疗，包括 3 次深部筋膜通针操作和 1 次浅部筋膜通针操作。

为了更加安全、有效治疗，以上操作建议在超声监测、C 形臂 X 线或 CT 监测下进行。

二、间隔时间和疗程

通针治疗一个部位，每次间隔时间 5~7 天，病愈即止，一般不超过 4 次。

第三节　操作后处理

一、常规处理

1. 观察全身情况
观察患者生命体征变化。如果出现生命体征变化时，应及时处理。

2. 观察局部情况
观察患者通针部位局部情况。如果出现伤口渗血、皮下血肿或深部血肿，应按第四章第四节"通针疗法意外的处置和预防"处理；创可贴或敷料如有脱落，应及时更换，并经常察看贴胶布处有无皮肤过敏现象；对肢体手术，应抬高患肢，并观察肢体血运情况。

3. 预防感染
通针操作后，每个针眼立即用 2 片创可贴"十"字形覆盖，防止感染。创可贴于 24 小时后撕掉。

二、术后护理

1. 保持针眼清洁
术后保持针眼清洁干燥 3 天。

2. 体位
按不同治疗部位，采取不同体位：①颈椎病术后，用围领固定 2 周，卧位取低枕平卧、头部中立位；②腰椎病术后，用腰围并卧硬板床 4 周；③需要牵引的患者，进行有效牵引。

3. 基础护理
鼓励长期卧床的患者定时深呼吸和咳嗽，定时按摩患者骨突受压部位。

第七章 通针疗法的相关配伍疗法

第一节 手法

通针疗法的相关手法，是指辅助通针治疗前后的手法。

手法通过解除痉挛，松解粘连，纠正脊椎、骨盆等关节位置失常，恢复人体生物力学平衡，配合通针疗法，从根本上治疗疾病。

一、治疗机制

1. 修复慢性软组织损伤

手法治疗可以明显改善治疗部位的血液循环，增加治疗部位的供血供氧。对慢性软组织损伤引起的局部无菌性炎症有良好的消除作用，有利于慢性软组织损伤的修复。

2. 调节错位椎骨对脊神经后支的刺激

脊椎周围软组织损伤后，由于椎体间相对位置和解剖关系的变化，使脊神经后支受到牵拉和刺激，产生颈肩腰腿痛等临床症状。脊柱整复类手法可调整复位错位的椎骨，解除其对脊神经后支的刺激，从根本上消除颈肩腰腿痛。

3. 纠正脊椎小关节紊乱

脊椎周围软组织损伤后，由于脊椎小关节紊乱，椎间孔变小，使脊神经根受到牵拉和刺激，产生颈肩腰腿痛等临床症状。脊柱整复类手法可纠正脊椎小关节紊乱，使椎间孔变大，解除脊神经根受到的牵拉和刺激，从根本上消除颈肩腰腿痛。

4. 调节脊柱外部平衡结构

椎骨及其椎间盘、椎间关节和韧带，组成脊柱的静力或内部稳定结构；脊周的肌肉为脊柱的动力系统，对脊柱生物力学平衡起到非常重要的作用，成为脊柱的动力或外部稳定平衡系统。在脊柱病变发展过程中，动力平衡失调可能是始发原因。通过放松、牵拉、助动和整复手法，可调节脊柱外部平衡结构，恢复脊柱生物力学平衡。

二、适应证

手法常用于慢性软组织损伤疾病、神经卡压综合征、脊柱疾病、部分脊柱相关性内脏疾病、部分骨质增生性疾病与骨关节病。

三、禁忌证

手法禁用于急性外伤、骨折、关节脱位、感染、肿瘤、凝血功能障碍、心肺等脏器功能障碍和骨质疏松疾病及妊娠者等。

四、操作技术

手法实施前，通过三步定位法确定病因部位：①症状定位（神经定位）。②体征定位：脊椎棘突、关节突、横突和骨盆的偏歪、压痛和病理阳性反应物（条索、硬结、肿块、摩擦音、弹响音和肌肉代偿性肥大或萎缩等）、"阴阳脚"（自然仰卧位，一侧足过度外旋为阳脚，一侧足过度内旋为阴脚）、"长短脚"（自然俯卧位，一侧足跟下移提示下肢变长为长脚，一侧足跟上移提示下肢变短为短脚）、骶椎"点头"或"仰头"（骶椎前倾和腰骶关节向前滑脱为骶椎"点头"，骶椎后仰和腰骶关节向后滑脱为骶椎"仰头"），以及各种试验（坐立弯腰试验、臂丛神经牵拉试验等）等。③影像定位：骨盆 X 线片中髂骨横径变窄且闭孔变大提示该侧髂骨旋前错位而表现为"阴脚"（足内旋），骨盆 X 线片中髂骨横径变宽且闭孔变小提示该侧髂骨旋后错位而表现为"阳脚"（足外旋）；骨盆 X 线片中髂骨不等高提示骶髂关节侧摆式错位（先检查两侧髂后上棘和骶尾关节中点连成的骶三角是否为等腰三角形）或腰骶关节侧摆式错位（如果骶三角为等腰三角形，再检查两侧髂后上棘和各腰椎棘突连成的腰三角是否为等腰三角形），表现为"长短脚"；腰椎侧位 X 线片中腰骶角过大或过小而提示骶椎前倾或后仰错位，表现为骶椎"点头"或"仰头"等影像定位。

通针疗法相关手法常用操作技术如下。

1. 放松手法

通针疗法相关的放松手法，是指在通针疗法前放松局部肌肉的辅助治疗方法。放松手法促进局部气血循环，为后续治疗创造条件，以防局部组织出血。一般通针疗法之后禁止立即进行放松疗法。放松手法主要包括揉法、滚法和拿法等。

（1）揉法：以手掌掌面或手指指面着力于穴位或部位，做环旋运动，称为揉法。根据施力部位不同，可分为掌揉法和指揉法等。指揉法适宜各部腧穴及患处；掌揉法面积较大，力度沉稳适中，多用于背、腰、臀部。

（2）滚法：用掌指关节背侧贴于治疗部位，依靠前臂摆动和腕关节的屈伸，使手背尺侧和小鱼际在治疗部位进行滚动性压力刺激的手法。

（3）拿法：以拇指与其他手指相对配合，腕关节适度放松，捏住治疗部位，并进行轻重交替、连续不断的捏提并略含揉动。

2. 牵拉手法

通针疗法相关的牵拉手法，是通过手法使挛缩的软组织拉长的治疗方法。牵拉手法可进一步松解软组织的粘连、瘢痕和挛缩，降低肌张力，加速水肿的消除，促进局部血液循环，辅助通针疗法的治疗作用。牵拉手法可用于通针疗法前后，但应避免过度牵拉和长时间牵拉而损伤肌肉。

（1）颈部牵拉手法

1）颈后部牵拉手法：患者俯卧，胸部垫枕。术者立于患者头的患侧。术者双手交叉，一手掌大鱼际按于患者的患侧颈椎，并推向头枕部；术者另一手掌大鱼际按于患者的患侧胸椎，并推向腰部。持续牵拉 10 秒后放松，重复操作 3 次。

2）颈侧部牵拉手法：患者仰卧，枕部垫枕。术者坐于患者的患侧。术者一手压住患者的患侧肩部；另一手按住患者的枕颞部。双手同时向外侧拉伸，持续牵拉 10 秒后放松，重复操作 3 次。

（2）背部牵拉手法：患者俯卧，胸部垫枕。术者立于患者头侧。术者双手交叉，手掌置于患者肩胛冈，并向对侧推压肩胛骨。持续牵拉 10 秒后放松，重复操作 3 次。

（3）腰背部牵拉手法：患者取健侧卧位，枕部垫枕，健侧下肢伸直，患侧下肢屈髋屈膝。术者立于患者前侧。一肘按住患者肩前部向后用力，另一肘按住髂后上棘后部向前用力。双肘反方向扭转到最大限度后，持续牵拉 10 秒后放松，重复操作 3 次。同法操作另外一侧。

3. 助动手法

通针疗法相关的助动手法，是患者主动运动到关节受限时，术者辅助其完成关节全范围活动的手法。助动手法可以瞬间分离粘连、挛缩的纤维组织，解除粘连、挛缩的纤维组织对神经的刺激，同时还提高关节的活动度。助动手法可用于通针治疗前后。助动手法不允许超过关节活动的生理范围。

（1）颈椎助动手法：患者取坐位。术者立于患者身后。一手扶住患者枕部，另一手扶住患者下颌。嘱患者缓慢用力做颈椎的前屈、后伸、右侧屈和左侧屈。在患者用力做到最大限度时，术者顺势辅助以轻巧快速的推按。

（2）腰椎助动手法：患者仰卧，枕部垫枕。术者立于患者的患侧。术者嘱患者缓慢用力做腰椎的前屈。在患者用力做到最大限度时，术者双手放在患者肩背部，顺势辅助以轻巧快速的推按。

（3）髋关节助动手法：患者仰卧，枕部垫枕。术者立于患者的患侧。术者一手握住患者患侧的踝；另一侧手压住患者患侧的膝关节。术者嘱患者患侧下肢屈髋屈膝，然后缓慢用力做髋关节的极度外展外旋和内收内旋。在患者用力做到最大限度时，术者顺势辅助以轻巧快速的推按。

（4）膝关节助动手法：患者俯卧。术者立于患者的患侧。术者一手握住患者患侧的踝，另一手压住患者患侧的膝关节。术者嘱患者缓慢用力做膝关节的伸直和屈曲，在患者用力做到最大限度时，术者顺势辅助以轻巧快速的推按。

（5）肩关节助动手法：患者仰卧，患侧肩关节置于床边。术者立于患者的患侧。术者一手握住患者患侧的腕部；另一手压住患者患侧的肩关节。术者嘱患者缓慢用力做肩关节的内收、外展、前屈和后伸。在患者用力做到最大限度时，术者顺势辅助以轻巧快速的推按。

4. 整复手法

通针疗法相关的整复手法，是作用于脊柱关节及其周围软组织的手法。整复手法可用于通针疗法前后。整复手法能纠正脊椎及骨盆的解剖位置错位、松解粘连、解除痉挛和解除疼痛等。

（1）颈椎整复手法

1）摇正法：摇正法主要纠正颈椎旋转式错位。摇正法分为仰头摇正法、低头摇正法和侧头摇正法。仰头摇正法用于枕寰关节和寰枢关节错位，低头摇正法用于第2~6颈椎后关节旋转式错位，侧头摇正法用于第2~6颈椎钩椎关节旋转式错位。患者侧卧或仰卧，低枕。术者立于患者头侧，一手轻拿后颈，拇指按于错位关节突作为"定点"；另一手托住患者的下颌作为"动点"，将头向患侧摇动到最大角度时，托住患者的下颌作为"动点"的手以有限的闪动，按于错位关节突下方作为"定点"的拇指同时用力按压，将错位关节复位，可重复3次。（图7-1）

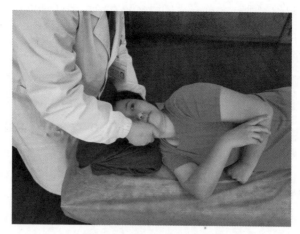

图 7-1　摇正颈椎整复手法

2）扳按法：扳按法主要纠正第 2~6 颈椎侧摆式错位（钩椎关节错位）。患者侧卧或仰卧，低枕。术者立于患者头侧，一手轻拿后颈，拇指按于错位关节突作为"定点"；另一手托住患者的下颌并用前臂贴其面颊，将患者头扳按侧屈向患侧，到最大角度时，托住患者的下颌作为"动点"的手以有限的闪动，按于错位关节突下方作为"定点"的拇指同时用力按压，将错位关节复位。可重复 3 次。（图 7-2）

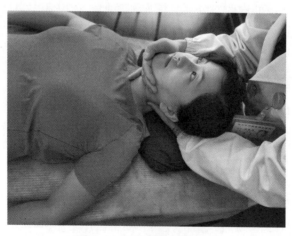

图 7-2　扳按颈椎整复手法

3）推正法：推正法主要纠正颈椎前后滑脱式错位。患者仰卧，低枕。术者立于患者头侧，一手用食指和拇指夹持后突棘突的椎板作为"定点"；另一手托住患者的下颌作前屈和后仰动作并向头顶牵引。当仰头时，作为"定点"的食指和拇指向前推正。（图 7-3）

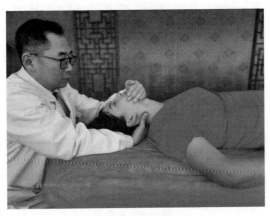

图 7-3　推正颈椎整复手法

（2）胸椎整复手法

1）俯卧扳按法：俯卧扳按法主要纠正胸椎棘突左右偏移的 C7~T2 旋转式错位。患者俯卧，胸下垫枕，头颈伸出床边并前屈。术者坐于患者头侧。一手托患者头部，将患者面部转向棘突偏移的一侧，并将患者的头部向棘突偏移的一侧侧扳；同时，另一手拇指按于偏移棘突的偏移侧，向棘突偏移的反方向推按。可重复 3 次。（图 7-4）

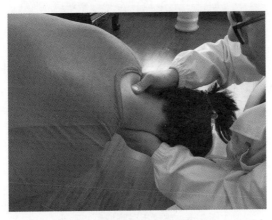

图 7-4　俯卧扳按胸椎整复手法

2）单向冲压法：单向冲压法主要纠正胸椎棘突后突的胸椎后突滑脱式错位和侧弯侧摆式错位。患者俯卧，胸下垫枕。术者立于患者胸椎侧弯侧摆的一侧。术者双肘尽可能伸直，双手重叠，掌根贴于后突的胸椎棘突。嘱患者深呼吸。患者呼气末时，术者用适当的力将掌根向下压并偏向患者胸椎侧弯侧摆的对侧。（图 7-5）

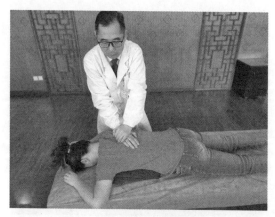

图 7-5 单向冲压胸椎整复手法

3) 垫压压肘法：垫压压肘法主要纠正胸椎棘突后突的胸椎后突滑脱式错位和侧弯侧摆式错位。患者坐于床上，双臂交叉于胸前，双手抱对侧肩部。术者立于患者胸椎侧弯侧摆的对侧。术者一手拇指伸直，其余四指屈曲呈握拳状置于后突的胸椎棘突。术者嘱患者仰卧压于术者屈曲呈握拳状的四指之上，肘部垫枕，术者用该侧腋窝向下压患者肘部的垫枕；同时术者另一手抱紧患者头枕部，向上用力使患者头颈部前屈。（图 7-6）

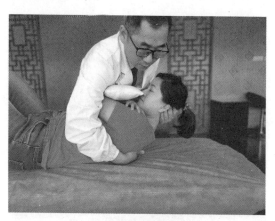

图 7-6 垫压压肘胸椎整复手法

（3）腰椎整复手法

1) 俯卧摇腿揉腰法：俯卧摇腿揉腰法适用于全部腰椎病，因该法用力柔和、安全有效，特别适用于老年人的退变性脊柱炎。患者放松俯卧于床上，膝关节以上平置于床上。助手双手分开抓住患者双足，把患者小腿抬起使双膝约呈 150°，将患者双足左右往返摇摆，带动腰臀部呈波浪式左右弧形摇摆。术者根据患者腰椎错位方向，用右掌根部按压"定点"，左手同时作腰部揉按。（图 7-7）

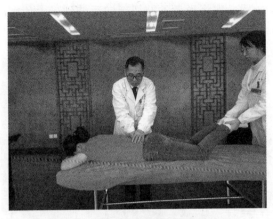

图 7-7 俯卧摇腿揉腰腰椎整复手法

2）侧卧斜扳法：侧卧斜扳法主要纠正棘突偏移的腰椎后关节错位，也可作为其他腰椎错位的辅助手法。患者棘突偏移的一侧卧位，下方的下肢伸直，上方的下肢屈髋屈膝，一手放于枕上，一手放于体侧。术者立于患者前面，术者一手握住患者上肢并用肘向患者后上方按患者上方的肩部；另一手向对侧扳偏移的腰椎棘突且用该侧肘向患者前下方扳患者的臀部至最大角度时，加有限度的"闪动力"扳动，常可听到腰椎关节"咯得"响声或拇指触及腰椎关节还纳的弹跳感。患者转为另一边侧卧，同法操作。（图 7-8）

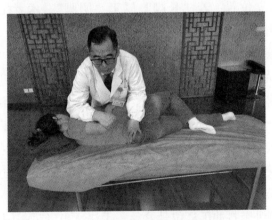

图 7-8 侧卧斜扳腰椎整复手法

3）俯卧按腰扳腿法：按腰扳腿法主要纠正旋转并后突的腰椎后关节错位和腰椎间盘突出。患者俯卧，双腿伸直。术者立于患者腰椎棘突偏移的一侧，一手掌按压患者偏移的腰椎棘突偏移侧；另一手将患者腰椎棘突偏移对侧的下肢托起向后伸到最大角度，并扳向患者腰椎棘突偏移的一侧，再放下平床。来回 3 次使

患者适应并放松。最后一次将患者下肢托起向后伸到最大角度时，使用有限度的"闪动力"扳动一定角度。（图7-9）

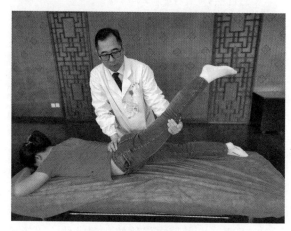

图7-9　俯卧按腰扳腿腰椎整复手法

（4）骨盆整复手法

1）侧卧牵抖冲压法：侧卧牵抖冲压法主要矫正骶髂关节混合式错位，纠正"长短脚"和"阴阳脚"。患者侧卧，"长脚"在上，"短脚"屈髋屈膝平放于治疗床。患者双手紧握床沿以固定上身。根据"长脚"属于"阴脚"还是"阳脚"，选定术者站立位置：若"长脚"属于"阴脚"，术者站于患者前侧；若"长脚"属于"阳脚"，术者站于患者背侧。

侧卧牵抖冲压法分"松解""复位"和"整理"三步。以患者右脚为"长脚"和"阳脚"为例，实施侧卧牵抖冲压法。

第一步——侧卧牵抖冲压松解骨盆整复手法：患者手抓床沿固定上身。助手双手环握"长脚"的脚踝上部做好"牵抖"姿势。术者立于患者背侧，左手按在髂嵴上（用力使髂骨下移），右手按臀部偏髂嵴部（发力时促使髂骨旋前）。二人同时用力完成侧卧牵抖冲压法3次，使髂骨向下向前旋转达到松动错位关节的目的，完成"松解"手法。（图7-10）

第二步——侧卧牵抖冲压复位骨盆整复手法：患者另一侧卧位，体位同前，术者站在其前侧，双手放置于患者上侧髂嵴上方和前方，二人同时用力时使用较强的推力（左手向下、右手向后）3次，将髂骨向下向后旋转达到复位错位关节的目的，完成"复位"手法。（图7-11）

第三步——侧卧牵抖冲压整理骨盆整复手法：患者改为俯卧位，检查见双下肢已等长时，术者将患者双下肢同时抖动3下，完成"整理"手法。（图7-12）

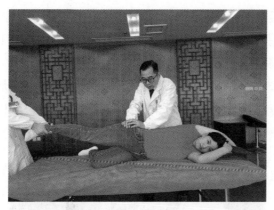

图 7-10　侧卧牵抖冲压松解骨盆整复手法

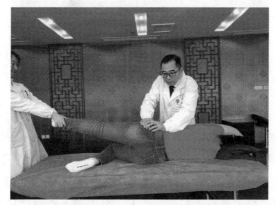

图 7-11　侧卧牵抖冲压复位骨盆整复手法

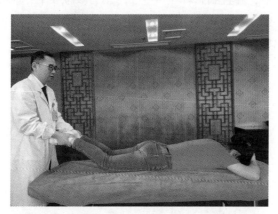

图 7-12　侧卧牵抖冲压整理骨盆整复手法

2）屈髋屈膝旋髋按压法：适用于骶髂关节旋转式错位，纠正"阴阳脚"。
患者仰卧，术者将"阴脚"侧下肢屈曲呈"4"字状，用手自上而下揉捏、弹拨内收肌群6遍以缓解肌痉挛。然后，助手固定"阳脚"侧大腿，术者一手紧握"阴脚"侧踝部，另一手扶住"阴脚"侧膝部，将"阴脚"侧下肢做屈髋屈膝位的由内向外的旋髋动作3次，每次旋转至外上侧时用力向外上方按压3下后向下牵抖3下。"阳脚"侧不用做内收肌手法，其他手法相似，但是旋髋动作方向是自外向内，按压方向是对侧肩部。此法可以重复3遍。（图7-13）

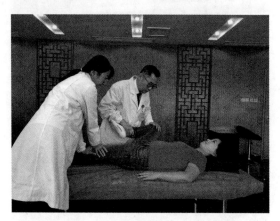

图7-13　屈髋屈膝旋髋按压骨盆整复手法

　　3）俯卧牵抖冲压法：适用于骶椎前倾或后仰错位，纠正骶椎"点头"或"仰头"。患者胸前垫薄枕俯卧。骶椎"点头"者，于L5~S1前方下腹部垫一高枕，术者双手交叉分别按于L1~L4和S4~S5椎后突处作为定点，并喊口令1、2、3，嘱助手在口令3时用较轻力牵抖"长脚"3下，再用重力牵抖"短脚"3下，双脚等长后再牵抖双脚3下，并且嘱患者在口令3时用力咳嗽3下；骶椎"仰头"者，于上腹部和髋下部分别垫一个高枕，将后突的腰骶部悬空于二枕之间，术者双手重叠于腰骶部后突隆起处作为定点，牵抖手法相同骶椎"点头"者。（图7-14）

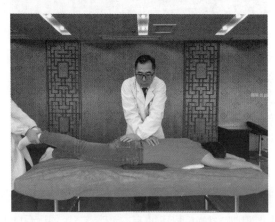

图7-14　俯卧牵抖冲压骨盆整复手法

五、并发症及其防治

1. 病情加重

严谨分析病情，急性外伤、骨折、关节脱位、感染、肿瘤、凝血功能障碍等患者禁忌手法治疗。

手法治疗后病情加重，应停止手法治疗。重新询问病史、体格检查，并且补充必要的辅助检查，重新分析病情，针对病因治疗。

2. 骨折

手法治疗前应排除骨质疏松、肿瘤等，手法治疗时宜轻柔，以防发生骨折。

手法治疗时发生骨折，应按骨折复位固定等常规处理。

3. 关节脱位

手法治疗应在关节活动范围内操作，忌粗暴操作。

手法时发生关节脱位，应立即手法复位。

第二节　热疗

远古时代，人们通过烤火能治病，就知道热能可以治病。古代医家通过燃烧艾条或艾球，将热能作用于腧穴，成为艾灸。随着针刺的出现，古代医家通过加热针体，将热能作用于腧穴。

热疗针法主要分为两类：火针和温针。火针通过事先烤热针体来实现热疗的目的；而温针则通过外部设备不断向针体传输热能来实现热疗的目的。火针和温针相同的目标，就是针头把热能作用到目标组织，温通气血，改善局部血液循环等热疗效应。

温针针具可分为三类：第一类是在针柄附近添加各种热源，通过热源发出热能，传导到针头，如银质针等；第二类是通过在针身内部放置热源，针身直接产生热能，如电热针等；第三类是通过在针头内部放置热源，针头直接产生热能，如Ⅲ型通针（温控电热型）等。

上述温针针具各有优缺点：第一类针具，针体结构相对简单，但热能在从针柄向针头传导过程中散失速度快，使得热能难以传导到针头，且针身的高热能可能损伤其周围正常的组织；第二类针具，针身发热，热能分布均匀，热能基本可以传导到针头，但针身的高热能可能损伤其周围正常的组织；第三类针具，仅针头发热，精确将热疗作用到针头周围的目标组织，针身没有高热能，不易损伤其周围正常的组织，但针具结构复杂，导致其生产成本较高。

一、治疗机制

1. 热疗能改变神经传导功能或导致神经结构上的损害。

（1）治疗部位局部温度升高到41~70℃：41~45℃的热能开始对治疗局部的神经纤维产生"可逆性损害"，只改变神经传导功能，不会导致结构上永久的损害。临床上利用这种热疗进行镇痛，60℃的热能可以对有髓鞘的Aδ纤维和无髓鞘的C纤维进行阻滞，60~70℃的热能可以使蛋白质凝固。

（2）治疗局部温度升高到70~75℃：70~75℃的热能逐步对治疗部位局部的司痛觉、温觉的有髓鞘的Aδ纤维和无髓鞘的C纤维进行损毁。无法对治疗部位司触觉的有髓鞘的Aα、Aβ纤维进行损毁。这种热疗能部分物理性阻滞痛觉、温觉的伤害性冲动向中枢传导，但是保留了触觉的保护性冲动向中枢传导。临床上利用这种热疗进行痛、温觉神经部分损毁。

（3）治疗局部温度升高到75~90℃：80℃的热能会使组织起焦痂反应而影响损毁的范围。高于85℃的热能会使组织细胞沸腾、脱水甚至烧焦和缩小损毁的范围。高于85℃的热能会无选择性地破坏所有神经纤维。高于90℃的热能可能引起靶点组织过热和拔出电极时组织撕裂。

2. 热疗能改变神经肌肉的兴奋性和敏感性。

3. 热疗能使局部血管扩张，改善血液循环。

所以，热疗能产生消炎、消肿和镇痛等作用。

二、适应证

热疗常用于神经、肌肉、关节等系统的疼痛性疾病。

三、禁忌证

热疗禁用于高热、恶性肿瘤、活动性肺结核、凝血功能障碍、甲亢、皮肤破损、重症糖尿病、肾功能不全等；慎用于皮肤感觉障碍、血液循环障碍、雷诺病、冻疮和致冷血红蛋白尿患者和妊娠者等。

四、操作技术

通针疗法相关的热疗操作技术如下。

1. 艾灸疗法

艾灸疗法是用艾绒在患者体表的腧穴上烧灼、温熨，把灸火的温和热能和药物作用，通过经络传导入体内，起到温通气血、扶正祛邪的治疗和保健作用的一种外治法。艾灸疗法常见的有下列几种。

（1）艾炷灸：把艾绒做成圆锥状艾炷，直接或间接放在腧穴上进行艾灸的方法。按艾炷和患者皮肤的距离分为直接灸和间接灸。

1）直接灸：将艾炷直接置于患者皮肤上进行艾灸治疗。

2）间接灸：把药物将艾炷和患者皮肤隔开再进行艾灸治疗。

（2）艾条灸：把艾条点燃后放在患者腧穴上进行熏灼治疗。

（3）温针灸：温针灸为针刺和艾灸结合使用的治疗方法。在针刺得气后，把艾绒插在针柄点燃进行艾灸，直到艾绒燃尽。

（4）温灸器灸：把艾绒和药末放入温灸器内的小桶内燃着，在患者腧穴上熨烫。

2. 火针疗法

火针疗法，是一种针刺和热疗相结合的治疗方法。将特制针具加热烧红后，使用一定的手法，迅速准确地将针刺入人体腧穴或病变部位，并迅速将针拔出。火针作为针灸技术中的一种特殊针法，具有温通经络、扶正助阳、祛邪引热的功效。

3. 银质针疗法

银质针疗法，是用直径 1mm 左右的粗银质合金长针，每隔 1~2cm 密集刺入病变部位，在银质针尾部插上艾条并加酒精点燃。银质针属于针柄添加热源的温针，通过热源发出热能，传导到针头，作用于病变组织的治疗方法。

4. 电热疗法

电热疗法，是将电热丝固定于针体内，使电能转变为热能，作用于针体周围病变组织的治疗方法。

Ⅲ型通针（温控电热型）是在Ⅰ型通针的基础上改进而成的，将Ⅰ型通针的各种芯针内填充电热丝、绝缘材料、隔热材料、散热材料和温度传感器，而成为与Ⅰ型通针的各种芯针相对应的温控电热型芯针。Ⅲ型芯针针头的电热丝电阻较大（因电阻较大，通电时发热），针身的电热丝为导丝（因电阻极小，通电时不发热）。电热丝外固定了绝缘材料，针身的电热丝和针身管壁之间还固定了隔热材料。针头的电热丝和针头管壁之间还固定了散热材料。温度传感器位于芯针针头。本设计基本保证只在针头的治疗部位靶向性精确温控制热；同时，针身不发热，保护了针身周围不需要治疗部位的神经和血管等对热敏感的正常人体组织。

5. 流体热疗法

流体热疗法，是将热流体流入针体内，热流体的热能经过针体，作用于针体周围病变组织的治疗方法。

Ⅳ型通针（温控流体型）是在Ⅰ型通针的基础上改进而成的，将Ⅰ型通针的各种芯针内填充流体管、散热材料、隔热材料和温度传感器，而成为与Ⅰ型通针的各种芯针相对应的温控流体型芯针。流体管分为热流体管、冷流体管、进流体管、工作流体管和出流体管。热流体管、冷流体管到进流体管之间有自动阀门，根据操作者设置的针头温度和温度传感器的温度自动调节。进流体管和出流体管为直线形，两者和针身管壁之间还固定了隔热材料。工作流体管为波纹形，和针头管壁之间还固定了散热材料。温度传感器位于芯针针头。本设计基本保证只在针头的治疗部位靶向性精确温控制热；同时，针身不发热，保护了针身周围不需要治疗部位的神经和血管等对热敏感的正常人体组织。

6. 射频热凝疗法

射频热凝疗法，是通过射频热凝器持续发出的高频率射频电流在中性电极和工作电极之间产生一个高频率交替变化的电场，使工作电极之外的人体组织水分随之产生高频振荡而摩擦生热，让组织细胞在不同的温度区间产生热凝调节、失去生物活性、体积收缩等不同改变。

Ⅵ型通针（温控射频型）是在Ⅱ型通针的基础上改进而成，将Ⅱ型通针的各种芯针外面涂有绝缘保护材料（针头段裸露），而成为与Ⅱ型通针的各种芯针相对应的温控射频型通针。温控射频型通针不仅具备Ⅱ型通针的各种功能，而且还能替代射频热凝电极套管针进行温控射频热凝治疗。射频热凝电极可从温控射频型芯针针柄内孔插入，通过芯针管孔到温控射频型芯针针头的最头端。射频控温热凝器发出的高频电流通过疼痛电极适配电缆和温控射频型芯针内的射频热凝电极，到达射频热凝电极头端，直接作用于病变组织。同时，还能进行人体组织阻抗监测和电刺激诊断，保证了治疗的安全性和准确性。

五、并发症及其防治

1. 热损伤

谨防点燃的酒精滴落致患者烧伤。手术后神经损伤等皮肤感觉迟钝患者，谨慎控制灸疗操作时的治疗温度，避免过度灼伤。

皮肤起疱较小，可待其自行吸收；皮肤起疱较大，可皮肤消毒后，无菌针刺破水疱，放出液体，外敷干燥消毒敷料；深部位的热损伤按照相应的器官损伤处理。

2. 针刺损伤神经、血管和脏器及感染

参考第四章第四节"通针疗法意外的处置和预防"。

第三节　针刺疗法

针刺疗法，是指利用毫针等针具刺入体内，通过一定的手法刺激机体的穴位，以疏通经络、调和气血、调节脏腑和补虚泻实，从而达到扶正祛邪、预防和治疗疾病的目的。

一、治疗机制

1. 疏通经络

针刺通过调理经气，使瘀阻经络通畅，发挥经络正常的生理功能。疏通经络是针刺最基本、最直接的治疗作用。

2. 调和阴阳

针刺通过纠正机体阴阳失衡，使机体恢复阴阳平衡状态，转归于"阴平阳秘"。调和阴阳是针刺治疗最终的目的。

3. 扶正祛邪

扶正，就是辅助正气，增强抗病能力，扶正则有利于抗邪；祛邪，就是祛除病邪，消除致病因素，祛邪则减轻对正气的损伤。针刺通过补泻手法和穴性选择，实现扶正祛邪的作用。

二、适应证

针刺疗法常用于慢性软组织损伤疾病、神经卡压综合征、脊柱疾病、部分脊柱相关性内脏疾病、部分骨质增生性疾病与骨关节病。

三、禁忌证

针刺疗法禁用于急性外伤、骨折、关节脱位、感染、肿瘤、凝血功能障碍、

心肺等脏器功能障碍等疾病和妊娠者。

四、操作技术

通针疗法相关的针刺疗法常用埋线、毫针和浮针等操作技术。

1. 埋线疗法

埋线疗法，是通过通针或穿刺针将羊肠线或生物蛋白线埋入人体腧穴内，利用线体对腧穴的持续刺激作用治疗疾病的一种技术。

Ⅱ型通针（抽吸注射型）行常用通针针法（参考第六章第二节"通针操作方法、间隔时间和疗程"），退出芯针之前，将芯针管孔内的塞针退出。用镊子夹取一段羊肠线或生物蛋白线，从芯针针柄的管孔向针头塞入。用塞针针头将高分子化学合成线或纯天然胶原蛋白缝合线等可吸收缝线从芯针的管孔中推出芯针针头至腧穴或病变组织。也可以用Ⅰ型通针实施埋线疗法，退出芯针后，从管针针座的管孔向针头塞入高分子化学合成线或纯天然胶原蛋白缝合线等可吸收缝线，按通针疗法退针。用无菌干棉球按压刺入部位，以防止出血。

2. 毫针疗法

毫针疗法，是指利用尖利形针头的通针或毫针刺入体内，通过一定的手法刺激患者腧穴的治疗方法。

左手按压针刺部位，以固定腧穴皮肤。右手持针，拇、示、中指夹持毫针针柄，将毫针捻转刺入体内后开始行针。

常用的行针手法有两种：①提插法：将毫针刺入腧穴后，将针在腧穴内上、下提插的操作方法。②捻转法：将毫针刺入腧穴后，用右手拇指与示、中指进行旋转捻动的操作方法。

行针后酌情留针 15~30 分钟。出针时，用左手拇、示指按住针孔周围皮肤，右手持针柄轻微捻转，慢慢将针退出。用无菌干棉球按压刺入部位，以防止出血。

3. 浮针疗法

浮针疗法运用圆钝形针头的通针或浮针在痛点周围的皮下组织进行扫散的针刺方法。在距离痛点 6~10cm 处进针。进针时，应使用腕关节的力量迅速刺入皮下，将针体沿皮下向前推进，使针尖到达距离痛点 2cm 左右。用手指捏住芯座，使针体在皮下做扇形运动。同时配合再灌注活动，即反复活动与病痛相关的关节和肌肉。至压痛消失或压痛不再继续减轻时退针。另一手固定浮针针芯外的软套管，抽出针芯，用胶布固定留于皮下的软套管，留管 24 小时。

五、并发症及其防治

参考第四章第四节"通针疗法意外的处置和预防"。

第四节　拔罐类疗法

拔罐类疗法，是将罐吸附于腧穴或相应皮肤上，利用燃烧、抽吸等方法造成罐内负压，使局部皮肤充血或瘀血，并且可以结合药物、刺络放血和针刺，以达到防治疾病目的的外治疗法。

一、治疗机制

拔罐类疗法，是将罐吸附于腧穴或相应皮肤上，利用燃烧、抽吸等方法造成罐内负压，使局部皮肤充血或瘀血，以达到防治疾病的外治疗法。此法可结合药物作用、刺络放血和针刺腧穴治疗疾病。

二、适应证

拔罐类疗法常用于慢性软组织损伤疾病、神经卡压综合征、脊柱疾病、部分脊柱相关性内脏疾病、部分骨质增生性疾病与骨关节病。

三、禁忌证

拔罐类疗法禁用于急性外伤、骨折、关节脱位、感染、肿瘤、凝血功能障碍、心肺等脏器功能障碍和骨质疏松疾病及妊娠者等。

四、操作技术

1. 拔罐疗法

拔罐疗法，包括拔罐、留罐、闪罐、走罐等技术。

（1）拔罐的方法

1）火罐法：一手持罐，罐口朝下；一手用血管钳夹住95%的乙醇棉球点燃，将火迅速深入罐内旋转一周后退出，并迅速将罐扣吸在治疗部位。

2）煮罐法：将竹罐倒置在煮沸的水或药液中1~2分钟后取出，再用毛巾吸去表面的液体，趁热扣吸在皮肤上。

3）抽气罐法：用抽气罐扣于治疗部位上，抽出空气，使其呈负压而吸于治疗部位的皮肤上。

（2）拔罐的操作

1）留罐：拔罐后，让火罐留置于治疗部位 10~15 分钟，然后起罐。

2）走罐：先在罐口和走罐部位上涂润滑剂，将罐扣吸于皮肤上，再手抓罐底，稍倾斜罐体，向前后左右或环形旋转走动，至皮肤潮红或起瘀点为止。

3）闪罐：用闪火法或抽气法，使罐扣吸于治疗部位皮肤后，又立即起罐。如此反复，至皮肤潮红、充血或瘀血为度。

（3）起罐的方法：拇指或食指在罐口旁边按下一点皮肤，使空气入罐内，即可把罐取下。

2. 药罐疗法

药罐疗法，是以中药浸煮竹罐或玻璃罐，罐内留有一定量的药液后，扣吸于治疗部位皮肤上的一种治疗方法。

3. 刺络拔罐疗法

刺络拔罐疗法，是将刺络放血与拔罐相结合的治疗方法。常规消毒皮肤后，用三棱针点刺法或用皮肤针叩刺法，使治疗部位出血，再将罐扣吸于治疗部位，拔罐后贴无菌敷料。

4. 针罐疗法

针罐疗法，是将针刺和拔罐相结合的治疗方法。通针疗法后，常规于通针治疗部位，使用火罐法或抽气罐法迅速将罐扣吸在治疗部位，并让罐留置于治疗部位 10~15 分钟，然后起罐，贴无菌敷料。

五、并发症及其防治

1. 灼伤或烫伤皮肤起疱

谨防点燃的酒精滴落致患者烧伤；谨防拔罐类疗法操作时，火罐温度过高致患者皮肤灼伤。

皮肤起疱较小，可待其自行吸收；皮肤起疱较大，可皮肤消毒后，无菌针刺破水疱，放出液体，外敷干燥消毒敷料。

2. 针刺损伤神经、血管和脏器及感染

参考第四章第四节"通针疗法意外的处置和预防"。

第五节 物理疗法

物理疗法是用各种物理因素作用于人体来预防和治疗疾病的方法。

一、治疗机制

1. 神经反射作用

反射作用是物理疗法的主要机制。电、光、声、热和机械等物理因素作用于人体时，引起人体感受器的兴奋，发出冲动，沿着传入神经纤维传入神经中枢；神经中枢再发出冲动，沿着传出神经纤维到达各效应器。如此形成各种反射或应答性反应，保持人体的生理平衡，消除病理因素。

2. 体液调节作用

电、光、声、热和机械等物理因素作用于人体时，引起人体的体液变化；体液作用于相应的靶器官，产生相应的体液调节作用。

3. 直接作用

电、光、声、热和机械等物理因素既可直接作用于人体的组织器官，也可以直接作用于致病因子。

二、适应证

1. 炎症

各种慢性软组织损伤的无菌性炎症和感染性炎症。

2. 粘连和瘢痕

各类损伤后和手术后软组织的粘连和瘢痕。

3. 溃疡

皮肤溃疡、伤口未愈合的溃疡。

4. 功能障碍性疾病

肌肉、关节、神经、血管、内脏、代谢和内分泌功能障碍等。

三、禁忌证

严重的心脏病、体内植入心脏起搏器等植入物、动脉硬化、动脉瘤、凝血功能障碍、高热、孕妇、活动性感染和肿瘤等均为禁忌证。

四、操作技术

通针疗法相关的物理疗法常用操作技术如下。

1. 电疗法

电疗法是应用电流治疗疾病的方法，常用如下电疗法。

（1）低、中频脉冲电疗法：低频脉冲电疗法，是以较低频率（1000Hz以下）的电流治疗疾病的方法；中频电疗法，是应用中频率（1000～100000Hz）的电流治疗疾病的方法。

低频脉冲电疗法理化特点是低压、低频、可调、无电解作用、无热作用；中频脉冲电疗法理化特点是无电解作用且作用较深。

常用低、中频脉冲电疗法有经皮神经电刺激疗法、感应电疗法、间动电疗法、直流电疗法和直流电药物离子导入法等操作如下。

1）经皮神经电刺激疗法（TENS）：①连接治疗仪和导线以及专用表面电极；②根据神经走行安置电极；③刺激频率为2～200Hz，波宽为0.1～0.2毫秒，刺激时间为20～30分钟。

2）感应电疗法：①连接治疗仪和导线以及专用表面电极；②根据神经走行安置电极，一般阴极置于痛点或病变部位；③刺激频率为50～100Hz，波宽为0.1～1毫秒，刺激时间较短，呈双相交替变化。

3）间动电疗法：①连接治疗仪和导线以及专用表面电极；②根据神经走行安置电极，一般阴极置于痛点或病变部位；③刺激频率为50～100Hz，波宽为20毫秒。

4）直流电疗法：①全身直流电疗法，将电极放在肩胛区，另外两个电极放在双侧腓肠肌皮肤表面，输出电压为50～100mV；②局部直流电疗法，将电极可放在躯体或四肢两侧，也可放在同一侧；③把特制电极放在阴道、直肠等体腔，另一电极放在下腹部或腰骶部皮肤。

5）直流电药物离子导入法：应用直流电使药物离子导入人体内的治疗方法。最常用的直流电离子导入的方法是电极衬垫治疗，即将所需导入的药物离子，放在与该离子极性相同的直流电极下。通电时，由于同性相斥，药物离子向皮肤的汗腺、皮脂腺和毛囊定向移动。直流电离子导入疗法应用广泛。

（2）高频电疗法：是应用高频率（100000Hz以上）的电磁振荡电流治疗疾病的方法。根据波长的不同，常用的高频电疗法，分为微波、超短波、短波、中波和共鸣火花电疗法等。高频电疗法理化特点是对神经肌肉无兴奋作用，产热作用明显，无电解作用。

2. 光疗法

光疗法，是利用各种光源的辐射，作用于人体的治疗方法。

（1）激光疗法：用激光的辐射，作用于人体的治疗方法。激光治疗仪分高、中、低三种不同能量。高能量激光具备热效应和光化效应，用于组织的毁损，如椎间盘激光汽化；低能量激光具备电磁效应，用于消炎、止痛、扩张血管和加速伤口愈合，如Ⅴ型通针（激光治疗型）连接的激光光源就是低能量激光。

激光光束对准治疗部位或腧穴，功率大小以患者感觉温热舒适为度。每日1次，每次10~15分钟，14次为一疗程。

Ⅴ型通针（激光治疗型）是在Ⅱ型通针的基础上改进而成的，在芯针针柄尾部安装金属激光接口，而成为与Ⅱ型通针的各种芯针相对应的激光治疗型通针。Ⅴ型通针不仅具备Ⅱ型通针的各种功能，而且还能进行激光治疗。金属激光接口外口可连接激光治疗仪的激光光纤输出端。激光发射器发出的激光通过激光光纤和Ⅴ型通针的芯针到达芯针针头，直接作用于病变组织。

（2）红外线疗法：用红外线治疗疾病的方法为红外线疗法。

红外线根据波长分为短波和长波：①短波红外线（近红外线），能透入组织5~10mm，作用于皮肤的血管、淋巴管、神经末梢和其他皮下组织；②长波红外线（远红外线），能透入组织2mm之内，大部分被皮肤表层组织所吸收。应用红外线辐射器治疗小部位选择功率<300W，治疗大部位选择功率>500W。照射剂量大小可通过改变红外线辐射器和皮肤的距离来调节，以患者感觉温热舒适为度。每日1次，每次15~30分钟，14次为一疗程。

3. 超声波疗法

超声波疗法，是用超声波治疗疾病的方法。超声波疗法可采用直接接触法、间接接触法和超声波药物透入法。

目前常用直接接触法，以小剂量、低强度治疗。其中，固定法设置 $0.2 \sim 0.5 W/cm^2$，每次1~5分钟；移动法设置 $0.5 \sim 2.0 W/cm^2$，每次5~10分钟。每日1次，7次为一疗程。

4. 冲击波疗法

冲击波疗法，是利用声波经反射器反射后集中成高能量的冲击波，作用于人体不同密度组织之间产生能量梯度差及扭拉力，产生裂解硬化骨、松解粘连、微血管再生和促进骨生成等作用，达到组织再生和修复目的。冲击波疗法，是利用冲击波治疗疾病的治疗方法。

冲击波根据波源产生的不同形式，分为气压弹道式、液电式、电磁波式和压电式。后三种需要通过反射体将能量聚集于治疗部位；而气压弹道式冲击波则不需要聚集能量，通过可自由移动的冲击波治疗探头，把气压弹道产生的冲击波以放射状扩散的方式，传递至治疗部位。气压弹道式冲击波更适合治疗慢性软组织损伤等疾病。

冲击波疗法操作方法：

（1）麻醉：不能耐受冲击波治疗时疼痛的患者，可选择局麻或全身麻醉。

（2）定位：冲击波疗法定位方法主要有 3 种。

1）痛点加体表解剖标志物定位：以触痛点为冲击点，参照体表解剖标志物，同时避开重要神经、血管和脏器。

2）超声定位：清晰显示肌肉、肌腱、韧带、关节囊、滑囊等软组织病变。

3）X 线定位：用于骨和钙化组织等硬组织的定位。

（3）冲击波治疗能量和频次的选择

冲击波治疗能量的选择：①肌肉、肌腱、韧带、关节囊、滑囊等软组织炎症的冲击波治疗能量选择为 $0.08\sim0.18mJ/mm^2$，$6\sim12kV$；②股骨头缺血性坏死、骨折不连接和骨折延迟愈合等硬组织的冲击波治疗能量选择为 $0.18\sim0.28mJ/mm^2$，$12\sim26kV$。具体治疗能量依据不同疾病和不同仪器适度调整。

冲击波治疗频次的选择：①肌肉、肌腱、韧带、关节囊、滑囊等软组织炎症的冲击波治疗频次选择为每次 $800\sim1500$ 频次，每次间隔 $3\sim5$ 天。②股骨头缺血性坏死、骨折不连接和骨折延迟愈合等硬组织的冲击波治疗频次选择为足量 1 次法，$4000\sim6000$ 频次；适量多次法，每次 $1000\sim2000$ 频次。治疗 $3\sim5$ 次，每次间隔 $3\sim5$ 天。

5. 冷冻疗法

用低温治疗疾病的方法，称为冷冻疗法。临床常用制冷源有液氮、冰块或冷水等。液氮用于治疗深部疼痛，冰块或冷水用于治疗表浅疼痛。本书主要叙述冷冻疗法治疗表浅疼痛。

（1）敷贴法：用毛巾包裹冰块或用冰袋置于病变部位。治疗时间从数分钟到数小时。

（2）浸泡法：把病变部位浸泡在 $5\sim15℃$ 水中 $30\sim60$ 分钟。

（3）蒸发冷冻法：氯乙烷等易挥发性物质，喷涂于患处皮肤，挥发时带走热量，使治疗部位降温。一般反复喷涂 20 秒左右。

五、并发症及其防治

物理疗法虽然并发症很少，但治疗者不可掉以轻心。为防范出现不必要的并发症，仍需注意以下事项。

1. 诱发既有原发疾病

患有如下疾病的患者禁用物理治疗：①静脉血栓形成、动脉硬化、动脉瘤等外周血管性疾病；②已安装人工心脏起搏器、金属异物等的心血管疾病；③凝血功能障碍；④活动性感染；⑤肿瘤；⑥对物理刺激不能提供感觉反馈的婴幼儿、老年人和精神疾病患者和孕妇。

一旦诱发既有原发疾病，应立即停止物理疗法，治疗原发疾病。

2. 光损伤

在进行激光疗法等光疗法时，应该戴护目镜或遮盖眼睛，激光等照射探头固定于治疗部位后才开始治疗，避免激光等照射治疗部位以外的部位，造成电光性眼炎等光损伤。

3. 热损伤

手术后神经损伤等皮肤感觉迟钝患者，谨慎控制物理疗法操作时的治疗温度，避免过度灼热造成热损伤。

皮肤起疱较小，可待其自行吸收；皮肤起疱较大，可皮肤消毒后，无菌针刺破水疱，放出液体，外敷干燥消毒敷料；深部位的热损伤按照相应的器官损伤处理。

第六节　神经阻滞疗法

神经阻滞疗法，是在神经干、神经丛、神经根或交感神经节等神经组织附近，通过注射局麻药和（或）类固醇制剂，或施加物理刺激，来阻断或干扰神经传导功能，实现诊断或治疗目的的方法。

一、治疗机制

1.阻断神经传导通路，达到缓解疼痛的目的。

2.阻断疼痛的恶性循环，解除疼痛的产生机制。

3.阻断交感神经，使支配部位的血管扩张，改善血液循环，减轻水肿，缓解内脏和血管性疼痛。

4.消除炎症反应。

二、适应证

神经阻滞疗法的适应证非常广泛。排除禁忌证后，各种疼痛性疾病和非疼痛性疾病均可使用神经阻滞疗法。

三、禁忌证

1. 绝对禁忌证

（1）不配合治疗者。

（2）全身或穿刺部位有感染者。

（3）凝血功能障碍和正在接受抗凝治疗者。

（4）对局麻药过敏者。

（5）血容量不足者。

（6）诊断不明确者。

（7）妊娠者及禁忌 X 线检查者。

2. 相对禁忌证

（1）严重器质性心脏病等心肺功能障碍者。

（2）全身情况差的高龄患者。

（3）严重高血压、糖尿病和活动性溃疡等严重内科疾病患者。

四、操作技术

通针疗法相关的神经阻滞常用治疗方法如下：

1. 痛点注射

痛点注射是把局麻药注射到痛点局部的治疗方法。

（1）注射定位方法

1）平滑式触诊法：手指来回滑动，寻找注射部位软组织的压痛点和硬结。此法适用于浅表软组织。

2）钳捏式触诊法：拇指和其他手指对捏注射部位软组织的压痛点和硬结。此法适用于体表游离缘。

3）深部触诊法：手指从体表皮肤向深部痛点加压，引发疼痛和放射痛。此法适用于体内深部软组织。

注射方法：用 10mL 注射器将 1% 利多卡因在每个治疗点注射 3～5mL，每周 1 次。

2. 外周神经阻滞

外周神经阻滞是把局麻药注射到外周神经周围的治疗方法。常用如下通针疗法相关的外周神经阻滞方法。

（1）坐骨神经阻滞

1）体位：俯卧位。

2）体表定位：髂后上棘和尾骨尖连线的中点，和大转子尖连线的中、内 1/3 交点为穿刺点。

3）操作方法：常规消毒后，将 7 号 12cm 长穿刺针或神经刺激穿刺针与治疗床尽可能垂直穿刺，进针 5~7cm，可出现穿刺侧下肢放射性异感。如果使用神经刺激穿刺针，可用神经刺激仪，逐渐降低刺激电流强度至 0.2~0.5mA，并观察坐骨神经刺激反应。注射 1% 利多卡因 8~20mL，每周 1 次。

（2）枕大、枕小神经阻滞

1）体位：俯卧位，胸部垫枕。

2）体表定位：枕骨枕外隆凸和颞骨乳突连线的中、内 1/3 交点为枕大神经穿刺点。枕骨枕外隆凸和颞骨乳突连线的中、外 1/3 交点为枕小神经穿刺点。枕大、枕小神经穿刺点位于枕动脉搏动内外两侧。

3）操作方法：常规消毒后，用 7 号 3cm 短穿刺针或神经刺激穿刺针是与枕骨骨面尽可能垂直穿刺，进针约 1cm，可出现穿刺侧头枕部放射性异感。一个注射点注射 1% 利多卡因 2mL，每周 1 次。

3. 脊神经根阻滞

脊神经根阻滞是把局麻药注射到脊神经根周围的治疗方法。常用如下通针疗法相关的脊神经根阻滞方法。

（1）腰骶脊神经根阻滞

1）体位：俯卧于 X 线检查台，腹部垫枕。

2）体表定位：调整 C 形臂 X 线机，将图像增强器置于患者上方，把 C 形臂转向患侧，使 X 线呈倾斜约 45° 角投射。将皮肤上的"十"字形金属线交点投影于椎弓根下方数毫米和椎体上方 1mm 时，此"十"字形金属线交点即为皮肤穿刺点。

3）操作方法：常规消毒后，用 7 号 12cm 长穿刺针或神经刺激穿刺针，尽可能平行于 X 线穿刺入皮肤。把穿刺针向椎弓根外下侧进针，以减少动脉损伤的风险。当穿刺针进针抵到椎体骨质或出现根性疼痛时，可注射 1.0~1.5mL 非离子造影剂，以确认针尖位于神经根鞘内。如果使用神经刺激穿刺针，可用神经刺激仪，逐渐降低刺激电流强度至 0.2~0.5mA，并能观察相应神经刺激反应。缓慢注射倍他米松磷酸钠 1~2mg 和 2% 利多卡因混合液 1~2mL。注射后拔针，消毒皮肤，贴无菌敷料。

（2）胸脊神经根阻滞

1）体位：俯卧于 X 线检查台，胸部垫枕。

2）体表定位：调整 C 形臂 X 线机，将图像增强器置于患者上方，把 C 形臂转向患侧，使 X 线球管向穿刺侧倾斜约 30°角投射。将皮肤上的"十"字形金属线交点投影于椎弓根下方时，此"十"字形金属线交点即为皮肤穿刺点。

3）操作方法：常规消毒后，用 7 号 10cm 长穿刺针或神经刺激穿刺针，尽可能平行于 X 线穿刺入皮肤。把穿刺针向椎弓根外下侧进针，以减少动脉损伤的风险。当穿刺针进针抵到椎体骨质或出现根性疼痛，可注射 0.5～1.0mL 非离子造影剂，以确认针尖位于神经根鞘内。如果使用神经刺激穿刺针，可用神经刺激仪，逐渐降低刺激电流强度至 0.2～0.5mA，并能观察到相应神经刺激反应。缓慢注射倍他米松磷酸钠 1～2mg 和 2%利多卡因混合液 1～2mL，注射后拔针，消毒皮肤，贴无菌敷料。

五、并发症及其防治

参考第四章第四节"通针疗法意外的处置和预防"。

第七节　臭氧注射疗法

臭氧注射疗法，是把臭氧注射到椎间盘、关节腔或软组织中，以治疗椎间盘突出症、骨性关节炎和慢性软组织损伤等疾病。

一、治疗机制

1.氧化作用

臭氧能氧化蛋白多糖、髓核细胞，从而使椎间盘髓核脱水，达到硬膜囊和神经根减压的目的。

2.抗炎作用

臭氧可通过下列方式产生抗炎作用：①刺激抗氧化酶的过度表达来中和炎症反应中过量的活性氧；②刺激抑炎症因子和免疫抑制因子的释放；③抑制前列腺素的合成，抑制缓激肽和疼痛复合物的释放；④刺激血管内皮细胞产生 NO 和血小板源性生长因子引发血管扩张，导致炎症消散；⑤减缓自身免疫反应，降低非特异性炎症反应。

3. 镇痛作用

臭氧通过使椎间盘髓核脱水，减轻硬膜囊和神经根压迫，以及减轻炎症反应而产生镇痛作用。

二、适应证

1. 影像学证实为与症状相符合的椎间盘突出或椎间盘术后。

2. 骨性关节炎。

3. 慢性软组织损伤。

三、禁忌证

1. 葡萄糖-6-磷酸脱氢酶缺乏症患者。

2. 甲状腺功能亢进患者。

3. 对臭氧过敏患者。

4. 合并感染、结核、恶性肿瘤等患者。

5. 椎间盘退变严重致椎间隙狭窄患者。

6. 后纵韧带钙化或骨化患者。

四、操作技术

1. 椎间盘突出症

颈椎间盘穿刺采用前外侧入路穿刺法；腰椎间盘穿刺采用后外侧入路穿刺法，L5~S1 椎间盘穿刺可采用椎板后间隙入路穿刺法。

穿刺成功后，抽吸 $50\mu g/mL$ 的 O_3/O_2 混合气体 2mL（2mL 注射器），缓慢推注，CT 扫描观察臭氧分布情况。根据臭氧弥散情况决定注射量，一般盘内注射 $50\mu g/mL$ 的 O_3/O_2 混合气体 10mL，盘外椎间孔处注入 $40\mu g/mL$ 的 O_3/O_2 混合气体 5mL。退针后，局部按压 5 分钟，创可贴外敷。

2. 骨性关节炎

膝关节穿刺，采用髌韧带外侧（外膝眼）穿刺法；髋关节穿刺，采用外侧入路或后侧入路穿刺法；肩关节穿刺，采用前侧入路或后侧入路穿刺法。

穿刺成功后，抽吸 $35~40\mu g/mL$ 的 O_3/O_2 混合气体 $20~40mL$，缓慢推注入关节腔。术后活动关节，以利于 O_3/O_2 混合气体扩散。

3. 慢性软组织损伤

慢性软组织损伤时，痛点穿刺成功后，抽吸 $35~40\mu g/mL$ 的 O_3/O_2 混合气体，每个痛点缓慢推注 3~5mL，每次选 2~3 个点，每周 2 次。

五、并发症及其防治

参考第四章第四节"通针疗法意外的处置和预防"。

第八节　药物疗法

一、非甾体消炎药

1. 概述

非甾体消炎药是一类具有解热、镇痛、抗炎和抗风湿作用的药物，也称为解热镇痛抗炎药。非甾体消炎药种类繁多。按照化学结构，分为水杨酸类、苯胺类、吲哚类、芳基乙酸类、芳基丙酸类、烯醇酸类、吡唑酮类、烷酮类和异丁芬酸类等。

非甾体消炎药化学结构不同，但有相似的药理作用、作用机制和不良反应。非甾体消炎药主要作用机制是抑制环氧化酶（COX）的活性来减少局部组织的前列腺素的生物合成。依据非甾体消炎药对环氧化酶作用的选择性，分为非选择性 COX 抑制剂和选择性 COX-2 抑制剂。非甾体消炎药对炎症的轻、中度疼痛，有较强的快速镇痛作用。同时，能减轻炎症和肿胀的作用。因此，非甾体消炎药多用于肌肉痛、关节痛、神经痛等常见疼痛的治疗，但对各种严重创伤性剧痛和内脏平滑肌绞痛效果不佳。非甾体消炎药是 WHO 和中国卫生和计划生育委员会推荐的"癌痛三阶梯治疗方案"中轻、中度疼痛治疗主要药物。

非甾体消炎药的副作用，主要有过敏反应、心血管和消化道副作用。对非甾体消炎药过敏患者，禁用非甾体消炎药；溃疡病、高血压、心功能不全、脱水、严重感染、高血钾、高血钠和老年患者，以及使用利尿药、皮质激素、氨基糖苷类抗生素等患者，慎用非甾体消炎药；非甾体消炎药有封顶效应，不宜盲目追加剂量；非甾体消炎药应选择不良反应小的药物，且从小剂量开始，避免长期、大量使用非甾体消炎药；非甾体消炎药使用其间，戒烟、忌酒，禁用含咖啡因或酸性饮料，可加用胃黏膜保护剂，减少非甾体消炎药对胃肠道黏膜的损害；使用非甾体消炎药其间，应定期检查血常规和大便潜血试验。

出现非甾体消炎药副作用时，必须立即停止使用非甾体消炎药，对症处理副作用。

2. 常用药物

（1）布洛芬：又称异丁苯丙酸，苯丙酸类非甾体消炎药。

成人常用剂量：①抗风湿，每次0.4~0.6g，每日3~4次。②轻到中等疼痛的止痛，每次0.2~0.4g，每4~6小时1次。成人最大限量每日2.4g，小儿常用剂量5~10mg/kg，每日3次。

（2）塞来昔布：又称赛来考昔，昔布类非甾体消炎药，为选择性COX-2抑制剂。成人常用剂量每次0.1~0.2g，每日2次。对非甾体消炎药和磺胺类药物过敏患者禁用本药。

二、局部麻醉药

1. 概述

局部麻醉药（简称局麻药）化学结构分为3个部分：亲脂性的芳香环、中间链接和亲水性的胺基。根据中间链接为脂键还是酰胺键，局麻药可分为脂类和酰胺类。脂类局麻药有普鲁卡因和丁卡因等；酰胺类局麻药有利多卡因和布比卡因等。根据作用时间长短，局麻药分为：短效局麻药主要有普鲁卡因和氯普鲁卡因等；中效局麻药主要有利多卡因和甲哌卡因等；长效局麻药主要有布比卡因和罗哌卡因等。

局麻药是一种暂时、完全和可逆地阻断神经传导功能的药物，主要用于临床麻醉和疼痛治疗。局麻药用于疼痛治疗时的浓度和剂量比用于临床麻醉时的浓度要低。

局麻药意外的处置和预防处理，参考第四章第四节"通针疗法意外的处置和预防"处理。

2. 常用药物

（1）利多卡因：又称赛罗卡因，酰胺类局麻药。利多卡因药理特点为穿透力强，弥散性好，起效快等。局部注射后3~5分钟起效，作用时间为45~60分钟。利多卡因常用注射浓度为0.2%~1%。每次最大安全剂量为200~400mg。

（2）布比卡因：又称丁哌卡因，酰胺类局麻药。布比卡因药理特点为效能强，起效慢和作用时间长等。局部注射后5~10分钟起效，作用时间为5~6小时。布比卡因常用注射浓度为0.125%~0.15%，每次最大安全剂量为150mg。

三、糖皮质激素类药物

1. 概述

糖皮质激素是疼痛治疗中最常用的药物之一。糖皮质激素类药物按作用时间长短分为：①短效激素，包括氢化可的松和可的松等；②中效激素，包括泼尼松龙和曲安西龙等；③长效激素，包括地塞米松和倍他米松等。

糖皮质激素的药理作用非常广泛，具有抗炎、抗毒素、抗病毒和抗休克作用，还能对代谢、神经、血液和造血系统等产生影响。糖皮质激素目前主要用于慢性软组织损伤性、风湿性、癌性和炎症性疼痛和复杂区域疼痛综合征等疾病。

糖皮质激素副作用见于长期、大量使用糖皮质激素的患者，主要有骨质疏松、肥胖、高血压、水钠潴留、精神异常、加重感染、消化道溃疡、出血和穿孔等。因此，糖皮质激素慎用于高血压、血栓性疾病、精神异常、消化道溃疡、电解质代谢异常、心肌梗死、青光眼、严重感染和孕妇等患者。出现糖皮质激素副作用表现，必须立即停止使用糖皮质激素，对症处理副作用。

2. 常用药物

（1）地塞米松：为长效糖皮质激素，常用其注射剂。局部注射每次 2~5mg，每 3 天 1 次，通常不超过 5 次。

（2）复方倍他米松：为高溶解度的二丙酸倍他米松和低溶解度的倍他米松磷酸酯构成的复合制剂。1mL 复方倍他米松注射液含 5mg 二丙酸倍他米松和 2mg 倍他米松磷酸酯。注射复方倍他米松注射液后，高溶解度的二丙酸倍他米松很快被吸收而迅速发挥作用，局部注射后半小时起效；低溶解度的倍他米松磷酸酯缓慢被吸收而长效发挥作用，局部注射后疗效维持 1~2 周。局部注射每次 0.25~1mL，每 1~2 周 1 次，通常不超过 5 次。

四、骨骼肌松弛药

1. 概述

骨骼肌松弛剂，为使骨骼肌产生松弛作用的药物。

骨骼肌松弛剂主要作用于中枢神经系统，抑制人体肌梭传入神经纤维的活性，抑制 γ-运动神经元发出的冲动，但不直接作用于肌梭；乙哌立松等骨骼肌松弛剂还可以通过对血管平滑肌的钙离子拮抗作用和交感神经抑制作用，扩张血管，增加皮肤、肌肉、颈动脉和椎动脉的血流；骨骼肌松弛剂能够抑制痛觉反射，产生止痛作用。骨骼肌松弛剂通过上述作用，阻断骨骼肌痉挛的恶性循环，改善肌痉挛状态，产生止痛效果。

骨骼肌松弛剂主要用于改善颈肩臂综合征、肩周炎、腰痛症等肌紧张状态；缓解脑血管障碍、痉挛性脊髓麻痹、颈椎病、中枢神经系统肿瘤手术后遗症、中枢神经系统外伤后遗症、肌萎缩性侧索硬化症、小儿脑瘫、脊髓小脑变性症、脊髓血管障碍、亚急性脊髓神经病和其他脑脊髓疾病引起的痉挛性疾病及其相关疾病。

骨骼肌松弛剂的副作用包括以下方面：①皮肤，如皮疹、瘙痒等；②精神神经系统，如失眠、头痛、困倦、身体僵硬、四肢麻木等；③消化系统，如恶心、呕吐、食欲不振、胃部不适、腹痛、腹泻、腹胀等；④泌尿系统，如尿闭、尿失禁等；⑤其他症状，如颜面热感、出汗等。因此，骨骼肌松弛剂慎用于孕妇、哺乳期妇女和肝功能障碍患者。出现骨骼肌松弛剂副作用表现，立即停止使用骨骼肌松弛剂，对症处理副作用。

2. 常用药物

（1）乙哌立松：是一种兼具扩张血管、抑制疼痛放射的中枢性骨骼肌松弛剂。乙哌立松口服吸收较快，成人口服每次50mg，每天3次，餐后服用。用量可根据症状轻重和年龄大小增减，最大剂量不超过每天400mg。

（2）氯唑沙宗：属于中枢性骨骼肌松弛剂。复方氯唑沙宗片，每片含氯唑沙宗100mg和乙酰胺基酚150mg。成人口服每次2~4片，每天3次，餐后服用。

五、抗癫痫药

1. 概述

抗癫痫药对神经源性疼痛有很好的疗效。不同抗癫痫药作用的靶点是不同的受体或神经递质，一种抗癫痫药不可能对所有的神经源性疼痛有很好的疗效，选择抗癫痫药的依据是临床疗效。当抗癫痫药治疗失败时，应该换另外一种抗癫痫药。抗癫痫药可用于不能耐受抗抑郁药治疗的患者，还可用于阿片类药物引起肌阵挛的患者。

临床治疗神经病理性疼痛的一线抗癫痫药——加巴喷丁治疗机制包括：①与中枢神经系统突触前 P/Q 型电压依赖钙离子的 $\alpha_2-\delta$ 亚单位结合，抑制神经元细胞的 Ca^{2+} 内流，从而抑制去甲肾上腺素和谷氨酸等兴奋性氨基酸的释放；②与 N-甲基-D-天冬氨酸受体结合，抑制 N-甲基-D-天冬氨酸受体引发的脊髓背角神经元细胞痛觉兴奋的作用；③增加神经末梢释放 γ-氨基丁酸（GABA），增加谷氨酸脱羧酶活性或减慢 GABA 的降解，发挥 GABA 能作用，减少传入兴奋。抗癫痫药主要用于治疗带状疱疹后神经痛、三叉神经痛、糖尿病性神经痛和幻肢痛等神经病理性疼痛。

抗癫痫药的副作用，包括过敏反应、视物模糊、复视、眼球震颤、嗜睡、眩晕、步态不稳、疲劳、周围性水肿等。对抗癫痫药过敏、房室传导阻滞、血清铁严重异常、骨髓抑制、严重肝功能不全和急性胰腺炎患者禁用抗癫痫药，哺乳期和老年患者慎用。肾功能不全患者酌减，停药应逐渐减量。出现抗癫痫药副作用表现，立即停止使用抗癫痫药，对症处理副作用。

2. 常用药物

（1）加巴喷丁：是 GABA 衍生物，第二代抗惊厥药。成人口服量：第一天，睡前服 300mg；第二天每次 300mg，每天 2 次；第 3 天，每次 300mg，每天 3 次；之后维持此剂量，根据疗效增加。

（2）普瑞巴林：为 3-烷基化 GABA 同型体，与加巴喷丁结构相似，比加巴喷丁具有更好的生物利用度和线性药动学。成人口服量从每次 50mg，每天 3 次开始；1 周内增加到每天 300mg。

六、抗抑郁药

1. 概述

抗抑郁药是提高情绪，增强活力的药物。抑郁和疼痛常互相影响，形成恶性循环，极大影响患者康复。

抗抑郁药通常分为三类：三环类抗抑郁药（阿米替林、多塞平等）；杂环类抗抑郁药（氟西汀、帕罗西汀等）；单胺氧化酶抑制药（苯乙肼、超苯环丙胺等）。

三环类抗抑郁药和杂环类抗抑郁药应用广泛，成为治疗神经病理性疼痛的一线药物。抗抑郁药通过加强中枢神经系统突触间的 5-羟色胺和去甲肾上腺素神经传递，来加强对神经病理性疼痛的下行抑制作用，从而实现镇痛作用。

抗抑郁药常见副作用包括以下几方面：①抗胆碱能反应，如多汗、口干、视物模糊、排尿困难、便秘等；②中枢神经系统不良反应，如嗜睡、震颤、眩晕等；③其他副作用，如过敏反应、直立性低血压、癫痫、骨髓抑制和肝损害等。

临床应用时，尽量避免两种及以上抗抑郁药同时使用；对抗抑郁药过敏者，禁止使用抗抑郁药；应用抗抑郁药，应从小剂量开始，缓慢增加剂量；根据患者年龄、性别、体重、疾病轻重缓急、并发疾病和正在使用的其他药物，调整抗抑郁药种类和剂量；镇静作用较强的多塞平和阿米替林等抗抑郁药，适用于伴有焦虑或睡眠障碍患者，一般晚间服药；单胺氧化酶抑制药不作为首选；三环类抗抑郁药无效患者，需停药 2 周后才可以使用单胺氧化酶抑制药；出现抗抑郁药副作用表现，立即停止使用抗抑郁药，对症处理副作用。

2. 常用药物

（1）阿米替林：为三环类抗抑郁药。成人口服剂量为每天 10~50mg，从小剂量开始，根据病情调整。

（2）度洛西汀：临床常用药品为盐酸度洛西汀肠溶胶囊（欣百达），为 5-羟色胺（5-HT）和去甲肾上腺素（NE）再摄取抑制剂（SNRIs）。成人口服剂量为每天 60mg，顿服。起始剂量为每天 30mg，逐步增加至每天 60mg。

七、麻醉性镇痛药

1. 概述

麻醉性镇痛药为中枢性镇痛药，能缓解或解除疼痛。

（1）麻醉性镇痛药按其受体功能和亲和力分为：①激动剂，如吗啡等；②部分激动剂，如门 丙诺非等；③混合激动-拮抗剂，如纳布啡等；④拮抗剂，如纳诺酮等。

（2）根据药物来源分为：①天然生物碱，如吗啡等；②半人工合成生物碱，如海洛因等；③人工合成生物碱，如哌替啶等；④内源性阿片肽，如脑啡肽等。

麻醉性镇痛药中的激动剂，通过激动脊髓、延髓、中脑和丘脑等痛觉传导区间阿片受体，提高痛阈，发挥强大的镇痛作用；麻醉性镇痛药中的拮抗剂，通过竞争性阻断阿片样物质和内源性阿片肽介导的各种反应，产生镇痛作用。麻醉性镇痛药的镇痛作用强大，临床常用于剧烈疼痛和长期疼痛。

麻醉性镇痛药副作用较多，主要有呼吸抑制、平滑肌激动作用、成瘾性和耐受性等，偶见瘙痒、荨麻疹和皮肤水肿等过敏反应。麻醉性镇痛药无器官毒性，且无封顶作用，可大量甚至无限量使用，但应该遵守达到最大镇痛效能和不产生不能耐受的副作用为原则；对麻醉性镇痛药过敏的患者禁用本药。出现麻醉性镇痛药副作用表现时，立即停止使用麻醉性镇痛药，对症处理副作用。麻醉性镇痛药中的激动剂出现急性中毒的昏迷、呼吸抑制、瞳孔缩小等副作用表现，甚至严重缺氧导致循环衰竭、休克等，可同时静脉推注麻醉性镇痛药的拮抗剂——纳洛酮 0.005~0.01mg/kg，并根据情况继续静脉持续输注。

2. 常用药物

（1）吗啡：为天然的阿片受体激动剂，有多种制剂：片剂、胶囊、控释片、高浓度口服液、栓剂和针剂等。成人口服剂量每次 5~30mg，4~6 小时 1 次；皮下或肌肉注射每次 10mg，肌肉注射后 15~30 分钟起效，45~90 分钟达到最大效应，镇痛作用持续 4~6 小时。

（2）曲马多：为人工合成的中枢性镇痛药，兼有阿片和非阿片两种性质。曲马多通过两种截然不同且互补的作用机制产生镇痛作用。其阿片性作用比吗啡低，对 μ 受体的亲和力相当于吗啡的 1/6000，对 κ 和 δ 受体的亲和力为对 μ 受体的 1/25；其非阿片性作用是通过抑制神经元突触对去甲肾上腺素的再摄取，增加神经元外 5-羟色胺浓度，增加中枢神经系统对疼痛的下行抑制来产生镇痛作用。盐酸曲马多缓释片口服剂量每次 50~100mg，每日 2 次。

八、中药疗法

1. 概述

慢性软组织损伤等疼痛性疾病为通针疗法主要治疗疾病，在中医学属于"痛症"和"痹证"范畴，如"项痛""腰痛"和"腿痛"等。通针疗法相关的中药疗法主要治疗上述疾病。

中药疗法首先根据中医基础理论，通过望、闻、问、切四诊合参，病证结合地分析疾病的本质和当前主要矛盾，进行阴阳、虚实、寒热和表里辨证，同时进行病位辨证。然后根据中药的四气五味、升降浮沉、有毒无毒、配伍禁忌和归经作用，选择相关的中药，针对辨证分析的病证进行中药治疗。

中药疗法分为中药内服法和中药外治法。

2. 中药内服法

（1）常用药物

活血化瘀药：桃仁、红花、川芎、牛膝、乳香、没药等。

理气止痛药：橘皮、枳实、木香、香附、川楝子、乌药等。

祛风止痛药：独活、威灵仙、防己、秦艽、木瓜、桑寄生等。

温里止痛药：附子、干姜、肉桂、吴茱萸、细辛、花椒等。

解表止痛药：羌活、桂枝、细辛、防风、麻黄、生姜等。

（2）常用方剂

1）身痛逐瘀汤加减（《医林改错》）

[组成] 桃仁、红花、川牛膝、当归、川芎各 12g，没药、五灵脂、羌活、秦艽、地龙、香附、甘草各 6g。

[用法] 水煎服。

[功效] 活血祛瘀，行气止痛。

[主治] 气滞血瘀证。头颈胸背腰腿痛，如针刺有定处，经久不愈，舌质暗紫或有瘀斑，脉涩或弦紧。

[备注] 本方为临床治疗气滞血瘀型颈肩腰腿痛的常用方。治疗颈肩胸背上肢痛等上半身疼痛，用羌活 6g；治疗腰腿痛等下半身疼痛，用独活 6g。

2）羌活胜湿汤加减（《内外伤辨惑论》）

[组成] 羌活、独活各 12g，藁本、防风、川芎、蔓荆子、甘草各 6g。

[用法] 水煎服。

[功效] 祛风胜湿。

[主治] 风湿在表证。头痛身重，肩背疼痛不可回顾，或腰脊重痛，难以转侧，苔白、脉浮。

3）独活寄生汤加减（《备急千金要方》）

[组成] 独活 12g，寄生、秦艽、防风、细辛、杜仲、牛膝、肉桂心、地黄、当归、白芍、川芎、茯苓、人参、甘草各 6g。

[用法] 水煎服。

[功效] 祛风湿，止痹痛，益肝肾，补气血。

[主治] 肝肾两亏，气血不足之痹症。腰膝冷痛，肢节屈伸不利，或麻木不仁，畏寒喜暖，心悸气短，舌淡苔白，脉象细弱。

（3）常用中成药：颈复康冲剂、血府逐瘀片、七厘胶囊、云南白药胶囊、红药片、小活络丹和大活络丹等。

3. 中药外治法

（1）熏洗疗法：熏洗疗法是以药物煎汤，趁热在患处皮肤熏蒸、淋洗的治疗方法。其原理为借助热能、机械能等的作用，将药物透过肌肤孔窍等进入腠理脏腑，由经络作用于局部甚至全身，用以扩张血管，促进局部甚至全身血液循环。

常用熏洗方

1）舒筋活血洗方（《中医伤科学讲义》）

[组成] 伸筋草、海桐皮、秦艽、独活、当归、钩藤各 9g，乳香、没药、红花各 6g。

[用法] 水煎，熏洗患处。

[功效] 舒筋活血止痛。

[主治] 损伤后筋络挛缩引起疼痛。

2）上肢损伤洗方（《中医伤科学讲义》）

[组成] 伸筋草、透骨草各 15g，桂枝 12g，荆芥、防风、红花、刘寄奴、苏木、川芎、威灵仙各 9g。

[用法] 水煎，熏洗患处。

[功效] 舒筋活血。

[主治] 上肢损伤后筋络挛缩引起疼痛。

3）下肢损伤洗方（《中医伤科学讲义》）

[组成] 伸筋草、透骨草各 15g，五加皮、三棱、莪术、海桐皮、秦艽各

12g，红花、苏木、牛膝、木瓜各 10g。

［用法］水煎，熏洗患处。

［功效］舒筋活血。

［主治］下肢损伤后筋络挛缩引起疼痛。

（2）穴位贴敷疗法：是以中医经络理论为基础，使用温热芳香、具有一定刺激作用的药物贴敷于穴位上，达到治疗疾病目的的方法。

穴位贴敷疗法的原理：①通过药物对穴位刺激，温通经脉，促进气血运行；②通过药物对局部刺激，使局部血管扩张，促进血液循环；③通过神经反射，药物对穴位刺激后，激发机体调节作用，提高机体免疫力；④药物通过皮肤渗透至皮下组织，在治疗局部蓄积，达到较高浓度，直接发挥较强的药理作用。

常见的穴位贴敷疗法

1）软组织损伤

［取穴］根据损伤部位，可取天柱、曲池、阳池、肾俞、解溪等。腰部软组织损伤以肾俞穴为主穴，颈部软组织损伤以天柱穴为主穴，踝部软组织损伤用解溪穴为主穴。

［药物］独活、透骨草各 12g，桂枝、伸筋草、乳香、没药、羌活、牛膝、淫羊藿、当归、补骨脂各 10g，红花、木瓜各 6g。

［功效］活血化瘀，通络止痛。

［方法］把上述中药共研成末，加适量白酒炒热，敷于上述穴位，用保鲜膜和胶布覆盖固定。每次贴敷 8 小时，每天 1 次。

2）腰痛

［取穴］肾俞、命门、次髎等。

［药物］川乌、乳香、蜀椒各 10g，肉桂 5g，樟脑 1g。

［功效］活血化瘀，祛风除湿。

［方法］把上述中药共研成末，加适量白酒炒热，敷于上述穴位，用保鲜膜和胶布覆盖固定。每次贴敷 8 小时，每天 1 次。

3）坐骨神经痛

［取穴］环跳、殷门、承山、委中等。

［药物］草乌（炒）、干姜（煨）各 60g，赤芍（炒）、白芷、南星（煨）各 20g，肉桂 10g。

［功效］温经活血，散寒止痛。

［方法］把上述中药共研成末，加适量白酒炒热，敷于上述穴位，用保鲜膜和胶布覆盖固定。每次贴敷 8 小时，每天 1 次。

下 篇

通针疗法治疗常见疾病

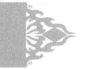

第八章　头颈部疾病

第一节　颈椎病

【概述】

颈椎病的概念是 20 世纪 50 年代提出的，1975 年北京医学院第三附属医院（现北京大学第三医院）编写的《颈椎病》奠定了中国颈椎病的临床概念。以往的医学认为，颈椎病是颈椎间盘退变及其继发病理改变累及周围结构，如神经根、脊髓、椎动脉和交感神经等，出现相应临床表现的综合征。主要分为颈型、神经根型、椎动脉型、脊髓型、交感型及混合型。颈椎病病因及临床表现各异，已成为与现代社会相伴的一种常见病和多发病，是影响人们健康的常见疑难病症之一。以往的医学用颈椎病这一概念去解释所有颈部疾病，这使颈椎病的定义和临床分型问题缺乏科学依据和客观标准。建议使用颈背肌筋膜炎、颈椎间盘突出症、颈椎管狭窄症、寰枢椎半脱位和颈椎不稳等疾病名称替代颈椎病疾病名称，以免误导后学者对该病病因病理和诊断治疗的认识。

【应用解剖】

1. 骨骼

颈椎为 7 个最小的可动椎骨。每个颈椎包括小而宽的椎体、向后外侧突出的椎弓根和较长的突向后内的椎弓板，还有椎弓根和椎弓板之间交界处向外侧突出的关节突和横突，围成一个大而略呈三角形的椎孔。上下椎孔连成椎管，容纳脊髓、脊膜及其血管和神经。颈椎椎体上缘外侧周缘处有突出的唇，称为钩突，其与上位椎体下缘外侧的凹陷构成钩椎关节。椎弓根出自椎体上、下面之间的中部，椎上切迹和椎下切迹几乎等深。上、下颈椎构成关节时，椎上切迹和椎下切迹围成椎间孔。上、下关节突相互关节，在每侧形成关节柱。每个横突中央有横突孔，颈椎横突孔前后的前根和后根分别向外侧止于相应的前结节和后结节，两结节之间有肋板（结节间板，图8-1）。

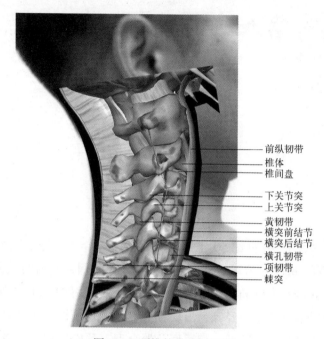

右侧标注（从上到下）：
前纵韧带
椎体
椎间盘
下关节突
上关节突
黄韧带
横突前结节
横突后结节
横孔韧带
项韧带
棘突

图 8-1 颈椎的骨骼和韧带

（1）颈椎棘突：颈椎棘突短并分叉，有两个大小不等的结节。棘突分叉构成的尖朝椎体、底朝背面的三角形空间容纳项韧带。

（2）颈椎关节突：关节突宽度约为 10mm，其内侧缘连线距正中线约 15mm，其外侧缘连线距正中线约 25mm。

（3）颈椎横突：颈椎横突有前后两根。前根为肋骨退化的遗迹，自椎体侧方发出，向外终于颈椎横突前结节；后根为真正的颈椎横突，向外终于颈椎横突后结节。颈椎前结节位于颈椎后结节的前内侧，颈椎前后根于颈椎椎体外侧由肋横突板（结节间板）相连。结节间板的宽带随着椎体序数而逐渐增宽，使颈椎横突前结节逐渐前移而显著。颈椎横突前结节有长粗糙面，有颈长肌、头长肌和前斜角肌腱束附着，纵向走行。C1～C2 颈椎横突一般不分叉，没有颈椎横突前结节。C6 横突前结节一般最大、最突出。C7 颈椎横突前结节极小或缺如，其高度仅为 1.51±0.19mm。

2. 软组织

（1）关节囊：关节突关节囊是附着于脊柱椎体上下关节突间的腱性结构，

其功能主要是加强关节突关节的稳定性。

（2）椎间盘：椎间盘由软骨终板、纤维环和髓核三部分构成，通过薄层的透明软骨与椎体相连。

（3）韧带

1）项韧带：呈三角形，它的基底部向上，附着于枕外隆凸和枕外嵴，尖部向下，同寰椎后结节及C2~C6棘突的尖部相连，后缘游离而肥厚，有斜方肌附着，两侧有头夹肌、颈夹肌等多块肌肉附着，在其起点的深面是棘间韧带。项韧带结构上是双层致密弹性纤维板，其间出一层网状组织所分离，两板层的后游离缘结合，后者延伸于枕外隆凸到C7棘突，弹性纤维板从此处附着于枕外嵴的正中部、C1后结节和颈椎分叉棘突的内侧面。项韧带常被认为与颈部棘上韧带和棘间韧带同源。颈部棘间韧带发育较差。

2）黄韧带：又称弓间韧带，呈膜状，走行于相邻两椎板之间，主要由黄色弹性纤维构成。向上附着于上一椎弓板下缘的前面，向外至下关节突构成椎间关节囊的一部分，再向外附于横突的根部，向下附着于下一椎板上缘的后面及上关节突前下缘的关节囊，其正中部有裂隙，有少许脂肪填充，连结椎骨后静脉丛与椎管内静脉丛的小静脉从中通过。

3）关节囊韧带：是指附着于相邻椎体上下关节突关节囊外面的韧带，对关节突关节囊起保护作用。

4）后纵韧带：在椎管内椎体后方，细长而坚韧，起自C2向下沿各椎体的后面至骶管，与骶尾后深韧带相移行。韧带的宽窄与厚薄各部也不同，于颈椎、上部胸椎及椎间盘的部分较宽；而下部胸椎、腰椎和各椎体的部分则相反。

5）前纵韧带：在椎体前面，位于椎体和椎间盘前方，上端起于颅底部和第一颈椎前结节，向下经寰椎前结节及各椎体的前面，止于骶椎的上部。韧带的宽窄与厚薄都不相同，于胸椎部及各椎体前面的部分均较窄而略厚。

6）椎间孔区韧带：包括椎间孔内韧带和椎间孔外韧带。

颈椎间孔外韧带可以分为两种类型：一为辐射状韧带，出现较为恒定，自C2~T1椎间孔都有出现，大多呈由内上向外下走行，将神经根向脊髓方向牵拉，几乎所有的辐射状韧带都终止于脊神经节的外侧；一为横孔韧带，不恒定出现，出现率存在较为明显的个体差异及椎间孔节段差异。一般起自神经根上位横突前结节下缘，止于下位横突前结节上缘近椎体侧，走行方向大致与神经根方向交叉尽可能垂直，位于颈神经背根神经节前上方并有纤维组织与颈神经根外膜相连。横孔韧带在下颈椎椎间孔（臂丛神经根处）出现较多，每个颈椎椎间孔一般只含有一条横孔韧带。辐射状韧带为一种避免神经根遭受外界牵拉损伤的保护机制，而横孔韧带为造成神经根型颈椎病神经卡压的潜在因素。

颈椎间孔内韧带的各节段椎间孔均存在椎间孔内韧带，呈放射状将神经根向四周连于椎间孔壁周围的骨膜上，椎间孔内韧带与神经根之间的角度几乎尽可能垂直。颈椎椎间孔内韧带出现较为恒定，可以分为入口区韧带和中央区韧带。

（4）筋膜

1）颈浅筋膜：颈浅筋膜覆盖于颈阔肌表面，与面部、胸部相邻部位的浅筋膜相延续，围绕于颈部的周围，不发达，含有大量的脂肪。颈前外侧部较为疏松；颈后部较为致密，形成许多坚韧的纤维隔，分隔脂肪组织形成脂肪柱。

2）颈深筋膜：颈深筋膜由纤维疏松结缔组织构成，位于浅筋膜和颈阔肌的深面，围绕颈部诸肌和器官，并在血管、神经周围形成筋膜鞘及筋膜间隙。

（5）肌肉：颈前部肌肉请参考相关解剖学资料。颈后部和外侧肌肉按照解剖位置由浅到深见图 8-2。

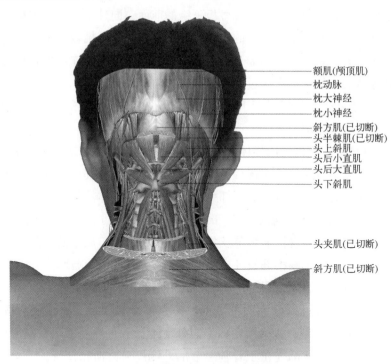

额肌(颅顶肌)
枕动脉
枕大神经
枕小神经
斜方肌(已切断)
头半棘肌(已切断)
头上斜肌
头后小直肌
头后大直肌
头下斜肌
头夹肌(已切断)
斜方肌(已切断)

图 8-2　颈椎的肌肉、神经和血管

1）连接脊柱与上肢或肋骨的肌肉

①斜方肌：是一对覆盖在颈和胸背面的三角形阔肌，两侧的斜方肌构成菱形。斜方肌起于枕骨上项线的内 1/3、枕外隆凸、项韧带、从第 7 颈椎到第 12 胸椎棘突及其棘上韧带，上部肌纤维向下止于锁骨外侧 1/3 后缘、中部纤维水平止

于肩峰内侧缘和肩胛冈嵴的上唇、下部纤维向上止于肩胛冈外侧端的结节。

② 肩胛提肌：位于项部两侧，其上部位于胸锁乳突肌的深侧，下部位于斜方肌的深侧，为 1 对带状长肌。起自上位 3~4 横突的后结节，肌纤维斜向后下稍外方，止于肩胛骨的上角和肩胛骨脊柱缘的上部。

③ 小菱形肌：一对圆柱状的小肌。起于项韧带下部、第 7 颈椎和第 1 胸椎的棘突，止于肩胛冈内侧平滑的三角平面的底。

④ 上后锯肌：一对薄的四边形肌。起于项韧带下部、第 7 颈椎和上 2 位胸椎的棘突，止于第 2~5 肋的肋角外侧上缘及外侧面。

2）背部深层肌

① 头颈伸旋肌

头夹肌：起自项韧带的下部至第 3 胸椎棘突，肌纤维斜向外上方，止于上项线的外侧部分；部分肌束于胸锁乳突肌深侧，止于乳突和枕骨上项线外侧 1/3 下方的粗糙面。

颈夹肌：起自第 3~6 胸椎棘突，肌纤维斜向外上方，在肩胛提肌的深侧，止于第 2~3 颈椎横突后结节。

② 竖脊肌：位于脊柱两侧的沟内，其延长部达胸、颈平面。竖脊肌起于一宽厚的"U"形肌腱。"U"形肌腱内侧在上行路径中附着于骶正中嵴、腰椎、第 11-12 胸椎棘突及其棘上韧带；"U"形肌腱外侧在上行路径中附着于骶外侧嵴和髂嵴背内侧面。在骶椎，骶棘肌细小呈"U"形，起点处的腱性成分多，且强韧。在腰部，该肌增厚形成一大的肌肉隆起。在肋角处横越肋骨上行至胸背部，先向上外，后尽可能垂直，最后向上内走行，直至被肩胛骨覆盖。在胸腰椎段，表面有腰背筋膜及下方的下后锯肌覆盖，而在上胸段有菱形肌和夹肌覆盖。竖脊肌在颈部包括以下部分：

颈髂肋肌：起于第 3~6 肋角后缘，止于第 4~6 颈椎横突后结节。

颈最长肌：起于上 5 位胸椎横突，止于第 2~6 颈椎横突后结节。

头最长肌：起自上 5 位胸椎横突及下 4 位颈椎关节突，在胸锁乳突肌和头夹肌深面止于乳突的后缘。

颈棘肌：起于项韧带下份和第 7 颈椎棘突，止于枢椎棘突。

头棘肌：常与头半棘肌融合。

③ 横突棘肌：脊柱的短节段肌，它们均起于横突斜向上内，止于上一个或者几个节段的棘突，由半棘肌、多裂肌、颈回旋肌组成。

④ 短节段性肌

棘间肌：位于上下相邻棘突尖之间成对的短肌，在棘间韧带两侧各一块，颈部最明显。

横突间肌：位于椎骨横突之间的肌肉，颈部发育最完全，由横突间前、后肌组成，两者间隔以脊神经前支。

3）枕下肌：由以下成对的 4 块肌肉组成。

① 头后大直肌：以尖的腱起于枢椎棘突，在上升中变宽，止于枕骨下项线外侧部及其下方的枕骨。

② 头后小直肌：以尖的腱起于寰椎后结节，在上升中变宽，止于枕骨下项线内侧部及其下方的枕骨。

③ 头下斜肌：起自枢椎棘突外侧面和邻近的椎板上部，向外上方止于寰椎横突下外侧面。

④ 头上斜肌：起于寰椎横突上面，止于枕骨上下项线之间、头半棘肌的外侧及头后大直肌止点的浅面。

4）颈外侧肌：颈外侧肌包括深层的椎外侧肌和浅层的胸锁乳突肌等，椎外侧肌包括前斜角肌、中斜角肌和后斜角肌等。

① 胸锁乳突肌：起点有 2 个头，胸骨头起于胸骨柄的前面，锁骨头起于锁骨胸骨端上面，两头之间形成一个小凹。上端止于乳突及其后部。

② 椎外侧肌

后斜角肌：居中斜角肌的后方，为中斜角肌的一部分，起自 C5～C7 横突的后结节，肌纤维斜向外下方，止于第 2 肋的外侧面中部的粗隆。

中斜角肌：位于前斜角肌的后方，起自 C2～C6 横突的后结节，肌纤维斜向外下方，止于第 1 肋骨上面、锁骨下动脉沟以后的部分。

前斜角肌：位于胸锁乳突肌的深面和颈外侧三角内，起自 C3～C6 横突的前结节，肌纤维斜向外下方，止于第 1 肋骨上面的斜角肌结节。

（6）重要辅助结构

1）神经：颈神经根由颈神经前根和后根联合而成。每个颈神经后根上都有一个神经节，一般位于椎间孔处。颈神经前根和后根附着于脊髓两侧。每条颈神经根包裹在蛛网膜中，一直延伸到颈神经根穿硬膜处。颈神经根与脊髓动脉、小静脉丛及其自身的脊膜返支一起穿经椎间孔。

第 1 颈神经经枕骨和寰椎之间离开椎管。第 1～2 颈神经短，几乎水平地由椎管传出。从第 3 到第 8 颈神经根向下斜行，其倾斜度和神经根长度逐渐增加。颈神经穿经椎间孔时，发出一条脊膜返支后，立即分成前支和后支。每一条颈神经前支的起始部远侧都接受一条来自相应交感神经节的灰交通支。除了第 1～2 颈神经后支比前支粗大外，其余颈神经后支均比前支细小。

除第 1 颈神经外，各颈神经后支都再分成内侧支和外侧支，大部分支配肌肉，仅第 2~4 或第 5 颈神经后内侧支支配皮肤。除第 1~2 颈神经外，各条颈神经后支均向后行，穿过横突间后肌内侧部（也称横突间固有肌），弯曲绕过关节突关节，进入头半棘肌和颈半棘肌间隔内。

除第 1 颈神经外，其余颈神经前支都在颈横突间前肌和颈横突间后肌之间穿出，上 4 条颈神经前支构成颈丛，下 4 条颈神经前支和第 1 胸神经前支大部分纤维一起构成臂丛。

2）血管：左侧颈总动脉发自主动脉弓，右侧颈总动脉发自头臂干，是头颈部主要血供。双侧颈总动脉都经胸锁关节后方，沿食管、气管及喉外侧上行，至甲状软骨上缘高度分为颈内动脉和颈外动脉。在颈总动脉分叉处，有颈动脉窦和颈动脉小球。

左侧锁骨下动脉发自主动脉弓，右侧锁骨下动脉发自头臂干，锁骨下动脉主要提供上肢的血供，还提供头颈胸腹部分血供。双侧锁骨下动脉自胸锁关节后方斜向外到颈根部，呈弓状经胸膜顶前方，穿斜角肌间隙，到第 1 肋外缘延续为腋动脉。其间发出椎动脉、胸廓内动脉、甲状颈干、颈肋干和肩胛背动脉等分支。

【病因病理】

颈椎病形成的根本原因是颈段生物力学平衡失调。首先是颈部周围软组织（肌肉、韧带、筋膜、关节囊）由于急性损伤或慢性劳损等，导致软组织受力异常，且损伤次序由浅入深，继而引起周围与之有连接的深层软组织，如斜方肌、头颈夹肌、椎枕肌群、肩胛提肌、斜角肌群和横孔韧带等软组织的联合损伤。损伤的软组织通过粘连、瘢痕和挛缩进行自我代偿和自我调节，或可刺激、卡压局部及周围神经或血管，引起颈肩及枕部酸胀疼痛等不适，以及颈部活动受限等系列症状和体征。

【诊断要点】

1. 颈型颈椎病

（1）病史：有外伤史或劳损史。

（2）症状：头颈肩背部酸胀疼痛等不适，颈部活动受限，常于劳累和晨起时加剧。

（3）体征：颈椎旁肌肉、棘突、棘突间和关节突等可有压痛。

（4）影像学检查：X 线、CT 和 MRI 等影像学检查显示颈椎曲度变直和骨质增生的退行性改变。

（5）鉴别诊断：排除颈椎骨折、肿瘤和感染性疾病等。

2. 神经根型颈椎病

（1）病史：有外伤史或劳损史。

（2）症状：①颈部出现范围与病变节段相一致的头颈肩背部酸胀疼痛等不适，颈部活动受限，常于劳累和久立后加剧。②根性痛为沿受累神经走行的上肢针刺样、烧灼样痛或麻木。

（3）体征

1）颈部压痛：颈椎旁肌肉、棘突、棘突间和关节突等可有压痛。

2）根性感觉和肌力障碍：出现受累神经分布区的感觉过敏，甚至感觉减退；早期出现肌张力增高后很快减弱，可出现肌萎缩。

3）腱反射异常：受累神经参与的腱反射出现异常，早期呈现活跃，中后期逐渐减退或消失。

4）特殊检查阳性：臂丛牵拉试验和椎间孔挤压试验阳性。

（4）影像学检查：与临床表现吻合的 X 线、CT 和 MRI 等影像学检查，显示颈椎曲度变直、骨质增生的退行性改变和椎间盘突出压迫神经根。

（5）鉴别诊断：排除颈椎骨折、肿瘤、感染性疾病和颈椎外疾病（胸廓出口综合征、肩周炎和腕管综合征等）。

3. 椎动脉型颈椎病

（1）病史：有外伤史或劳损史。

（2）症状

1）椎-基底动脉供血不足症状：①偏侧颞枕部跳痛；②眩晕；③耳鸣、耳聋；④视力障碍；⑤抑郁、记忆力减退；⑥发声障碍；⑦猝倒；⑧讲话不清、肢体瘫痪、步态不稳等；⑨面部麻木等。

2）神经症状：呼吸、消化和心血管系统紊乱症状。

（3）体征

1）颈部压痛：颈椎旁肌肉、棘突、棘突间和关节突等可有压痛。

2）特殊检查阳性：椎动脉扭曲试验阳性。

（4）影像学检查：X 线、DSA、MRA 或椎动脉造影显示颈椎曲度变直、骨质增生的退行性改变、椎间孔狭窄、颈椎不稳和椎动脉狭窄等。

（5）鉴别诊断：排除颈椎骨折、肿瘤、感染性疾病和颈椎外疾病（眼源性和耳源性眩晕、颅内肿瘤等）。

4. 交感神经型颈椎病

（1）病史：有外伤史或劳损史。

（2）症状

1）五官症状：视物模糊、眼球酸胀、流泪、眼干、眼睑下垂、咽炎、鼻炎、耳鸣、听力减退、牙痛等。

2）头部症状：头痛、头晕、头胀和头部麻木等。

3）心脏症状：胸闷不适、心前区疼痛、心跳过速或过缓。

4）血管症状：肢体发冷、发麻，遇冷时刺痛或麻木。

5）出汗障碍：多汗或少汗。

6）血压异常：血压不稳定，有时为高血压、有时为低血压。

7）对气候适应能力差：怕冷或怕热。

8）雷诺综合征：阵发性手指发凉发白、紫绀、疼痛或麻木，遇冷发作、遇热缓解或反应性充血。

（3）体征

1）颈部压痛：颈椎旁肌肉、棘突、棘突间和关节突等可有压痛。

2）特殊检查阳性：椎动脉扭曲试验阳性。

（4）影像学检查：X 线、CT 和 MRI 显示颈椎曲度变直、骨质增生的退行性改变、椎间孔狭窄、颈椎不稳等。

（5）鉴别诊断：排除颈椎骨折、肿瘤、感染性疾病和颈椎外疾病（周围血管疾病、颅内肿瘤等）。

5. 脊髓型颈椎病

（1）病史：有外伤史或劳损史。

（2）症状

1）锥体束征：下肢无力、双腿发软，出现踩棉花感、跌倒、步态笨拙和"束胸感"等。

2）排尿、排便和性功能障碍：早期可出现性功能障碍，后期可逐渐尿急和便秘，甚至尿潴留和大小便失禁。

（3）体征

1）颈部压痛：颈椎旁肌肉、棘突、棘突间和关节突等可有压痛。

2）感觉障碍：上肢或躯干出现节段性分布的浅感觉障碍区，深感觉多正常。

3）肌张力异常：四肢肌张力增强。

4）生理反射异常：病变发生在不同脊髓节段，引起不同的生理反射异常。

早期多亢进，后期渐减弱或消失。

5）病理反射阳性：霍夫曼征、巴宾斯基征、髌阵挛和踝阵挛可阳性。

6）特殊检查阳性：屈颈试验阳性。

（4）影像学检查：X 线、CT 或 MRI 显示颈椎曲度变直、骨质增生的退行性改变、椎间隙变窄、颈椎不稳、椎管狭窄和椎间盘突出压迫脊髓等。

（5）鉴别诊断：排除颈椎骨折、肿瘤、感染性疾病、肌萎缩侧索硬化症、原发性侧索硬化症等和进行性脊肌硬化症。

6. 混合型颈椎病

上述 5 型颈椎病中的两型及以上同时存在时，称为混合型颈椎病，参照上述 5 型。

【通针治疗】

1. 体位

低头俯卧位，胸部垫枕。

2. 体表定位

（1）体表标志

1）枕外隆凸：位于枕部后正中线上的头发内，是枕骨外面正中的最突出的隆起，与枕骨内面的窦汇相对应。

2）上项线：位于枕外隆凸的两侧，为自枕外隆凸至乳突稍向上的弧形线，内面对应横窦。

3）乳突：位于耳垂后方，是颞骨的骨性突起。乳突根部前内方有茎乳孔，面神经由此孔出颅。乳突内面的后部为乙状窦沟，容纳乙状窦。

4）寰椎（第 1 颈椎）：寰椎由左右两个侧块，及其相连的前弓和后弓组成。侧块两端三角形的横突较其余颈椎长（除第 7 颈椎外），位于乳突下一横指。颈部后正中线处摸不到寰椎后弓。

5）枢椎（第 2 颈椎）：颈部后正中线处，从枕外隆突向足侧移动并深压时，可首先摸到枢椎棘突。

6）隆椎（第 7 颈椎）：颈部后正中线处，头正立位时，从枢椎棘突向足侧移动，隆椎棘突首先隆起于颈项部皮下。

（2）体表穿刺点：助手在术前做患者患侧病变部位紧张试验，复制出平时疼痛；术后即刻做患者患侧病变部位紧张试验，未能复制出平时疼痛，说明已解除挛缩的瘢痕组织对局部及周围神经的卡压。根据复制的疼痛症状、压痛点体征，选择有明显压痛的颈部肌肉附着处或韧带附近为进针点。

1）颈椎棘突旁穿刺点（C2~C7）：颈椎棘突压痛点与其上位棘突之间的中点为进针点。

2）颈椎关节突穿刺点（C2~C7）：颈椎后正中线患侧旁开2cm（确切距离以患者颈椎DR片为准）处的压痛点为进针点。

3）颈椎横突后结节穿刺点（C3~C6）：颈椎后正中线患侧旁开3cm（确切距离以患者颈椎DR片为准）处的压痛点向头侧上移1cm为进针点。

4）枕骨上、下项线间骨面穿刺点：以枕骨上、下项线间骨面压痛点为进针点。

5）颞骨乳突穿刺点：以颞骨乳突压痛点为进针点。

3. 消毒

常规消毒铺巾。

4. 麻醉

用1%利多卡因局部浸润麻醉，每个治疗点注射1mL。

5. 针具

Ⅰ型4号通针。

6. 通针针法

（1）颈椎棘突旁通针针法（C2~C7）：使通针的刀口线与患者颈椎纵轴尽可能平行，将外套管针的针刀头经皮肤、皮下组织进入颈椎棘突压痛点的上位棘突浅面。再将芯针针柄向患者头侧尽可能倾斜，把芯针针头运针至压痛棘突的患侧分叉外侧。使用常用通针针法，将外套管针的针刀和圆钝针的针头分别在病变棘突外侧及其上、下依次移动1个刀口线的距离做3次通针操作，以松解损伤的项韧带。

（2）颈椎关节突通针针法（C2~C7）：使通针的刀口线与患者颈椎纵轴尽可能平行，通针针身与治疗点皮面尽可能垂直，将外套管针的针刀头经皮肤、皮下组织和筋膜达病变脊椎关节突。使用常用通针针法，将外套管针的针刀和圆钝针的针头分别在相应颈椎患侧关节突压痛部位及其上、下依次移动1个刀口线的距离做3次通针操作，以松解损伤的竖脊肌附着点。

（3）颈椎横突后结节通针针法（C3~C6）：横突后结节通针针法适用于典型颈椎的（C3~C6），不适用于特殊颈椎的（C1、C2、C7），建议在超声、C形臂X线或CT导航下操作。按照常用通针针法，先使通针的刀口线与患者颈椎纵轴尽可能平行，再把通针芯针的针柄压向患者患侧，使颈椎横断面内与颈椎矢状轴倾斜呈 15°角，再把通针芯针的针柄压向患者头侧并倾斜 15°角，将外套管针的针刀头经皮肤、皮下组织和筋膜达病变关节突。使用常用通针针法，仅将外套管针的圆钝针的针头分别在相应颈椎患侧横突后结节压痛明显部位及其上、下依次移动 1 个刀口线距离做 3 次捅刺，以松解 C3～C6 横突后结节背侧的竖脊肌附着点。此通针针法的针头抵达横突后结节的技巧，是将针头先抵达颈椎关节突外侧，再把针头向外侧移动到横突后结节。本通针针法是从安全角度出发，依靠关节突形成的关节柱阻挡芯针针头，以保护关节突前面的椎动脉等免受通针损伤；其次，芯针针头过了关节突后，只用圆钝针，也是保护关节突前面的椎动脉等免受通针损伤。

（4）颈椎横突前结节通针针法（C3～C6）：横突前结节通针针法适用于典型颈椎（C3～C6），不适用于特殊颈椎（C1、C2、C7），建议在超声、C 形臂 X 线或 CT 导航下操作。按照常用通针针法，先使通针的刀口线与患者颈椎纵轴尽可能平行，把通针芯针的针柄压向患者患侧，使颈椎横断面内与颈椎矢状轴倾斜呈 15°角，再把通针芯针的针柄压向患者头侧并倾斜 15°角。将外套管针的针刀头经皮肤、皮下组织和筋膜达病变关节突。使用常用通针针法，仅将外套管针的圆钝针的针头从相应颈椎患侧横突后结节头侧越过，抵达相应颈椎患侧横突前结节，分别在压痛明显部位及其左、右依次移动 1 个刀口线的距离做 3 次捅刺，以松解颈椎间孔外的横孔韧带等。此通针针法针头抵达横突前结节的技巧，是针头先抵达病变颈椎关节突外侧，再把针头向内侧移动，进针后再抵到骨面为颈椎横突后结节，继续从颈椎横突后结节头侧进针后又抵达骨面为目标颈椎横突前结节。本通针针法的安全依据，依靠关节突形成的关节柱阻挡芯针针头，以保护关节突前面的椎动脉等免受通针损伤；其次，在颈椎矢状面中，典型颈椎的（C3～C5）横突前结节高于颈椎横突后结节（C6 横突的前、后结节等高），使得芯针针头可以越过颈椎横突后结节头侧，抵达颈椎横突前结节，又能阻断芯针针头越过颈椎横突前结节，保护颈椎横突前结节前面的重要神经和血管（通针针柄不能压向患者足侧）。此外，芯针针头过了关节突后，只用圆钝针，也是保护关节突前面的椎动脉等免受通针损伤。（图 8-3）

（5）枕骨上、下项线间通针针法：使通针的刀口线与颈椎纵轴尽可能平行，再把通针芯针的针柄压向患者足侧，使通针针身与枕骨上、下项线间骨面尽可能垂直。将外套管针的针刀头经皮肤、皮下组织和筋膜达病变枕骨上、下项线间骨面，使用常用通针针法，将外套管针的针刀和圆钝针的针头分别在枕骨上、下项线间骨面压痛及其上、下依次移动 1 个刀口线的距离做 3 次通针操作（参考第八章第二节"枕大神经卡压综合征"）。

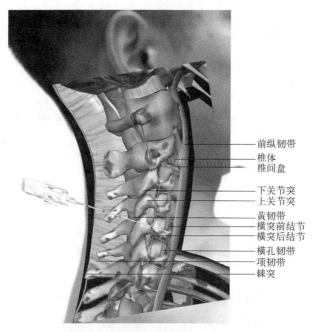

　　前纵韧带
　　椎体
　　椎间盘

　　下关节突
　　上关节突
　　黄韧带
　　横突前结节
　　横突后结节
　　横孔韧带
　　项韧带
　　棘突

图 8-3　颈椎横突前结节通针针法

　　（6）颞骨乳突通针针法：使通针的刀口线与颈椎纵轴尽可能平行，再把通针芯针的针柄压向患者足侧，使通针针身与枕骨尽可能垂直，保证针头运行方向，避开重要脏器、血管和神经。将外套管针的针刀头经皮肤、皮下组织和筋膜达病变颞骨乳突。使用常用通针针法，将外套管针的针刀和圆钝针的针头分别在颞骨乳突压痛部位及其上、下依次移动 1 个刀口线的距离做 3 次通针操作（参考第八章第四节"胸锁乳突肌慢性损伤"）。

　　7. 注意事项

　　（1）枕骨上项线通针治疗时，通针针身与枕骨尽可能垂直，不能与患者颈椎纵轴垂直，否则有损伤椎管的危险。

　　（2）通针治疗颈椎时，通针针柄不允许向足侧倾斜，以防芯针针头通过叠瓦状的椎板进入椎管而损伤脊髓。

　　（3）通针治疗时，通针治疗应在骨面上进行，不可脱离骨面，否则可能损伤重要神经、血管等。

【术后手法】

　　术后即刻行颈部整复手法、颈肌牵拉手法。术后 1 周内颈部制动，可颈托固定。

第二节 枕大神经卡压综合征

【概述】

枕大神经卡压综合征是由于外伤、劳损或炎性刺激等原因导致局部软组织粘连、瘢痕和挛缩，刺激或卡压枕大神经，引起枕大神经支配区以头枕顶放射痛和感觉障碍为主要表现的一种临床常见病。

【应用解剖】

C2 神经后支在寰椎后弓和枢椎椎板之间后行，于头下斜肌下方穿出，发支分布该肌后与第 1 颈神经后支联合，再分成较大的内侧支（又称枕大神经）和较小的外侧支。枕大神经在头下斜肌和头半棘肌之间上行，穿过头半棘肌和斜方肌枕部附着处，与 C3 神经后内侧支分出的细支相联合，再伴枕动脉一同上行，其分支还和枕小神经相联系，分布于颅顶皮肤。C2 神经后外侧支分布于头夹肌、头最长肌和头半棘肌，并常与 C3 神经后外侧支相联系。

枕大神经在穿越头半棘肌和斜方肌枕部附着处筋膜的小孔，称为枕大神经出口（体表投影于枕外隆凸与乳突连线的中、内 1/3 交界处），为枕大神经受刺激或卡压的常见部位。（图 8-4）

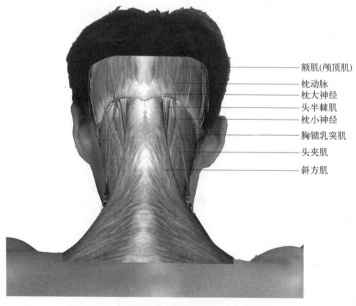

| 额肌(颅顶肌) |
| 枕动脉 |
| 枕大神经 |
| 头半棘肌 |
| 枕小神经 |
| 胸锁乳突肌 |
| 头夹肌 |
| 斜方肌 |

图 8-4 枕大神经卡压综合征应用解剖

【病因病理】

枕大神经在穿越头半棘肌和斜方肌枕部附着处筋膜时，上为头半棘肌和斜方肌枕部附着处筋膜，下为枕骨，形成骨-纤维管，易导致神经卡压综合征。长期低头工作、颈部慢性损伤等导致颈部生物力学平衡失调。损伤的软组织通过粘连、瘢痕和挛缩进行自我代偿和自我调节，或可刺激、卡压局部及周围神经或血管，引起软组织疼痛等系列症状和体征。

【诊断要点】

1. 病史

本病有外伤史或劳损史。

2. 症状

针刺样、刀割样颈枕部疼痛，多呈自发性疼痛，常因头部运动或咳嗽等诱发或加重，疼痛发作时常伴有局部肌肉痉挛，偶见枕大神经支配区有感觉障碍。

3. 体征

头颈呈强迫性体位，头略向后侧倾斜，在枕外隆凸与乳突连线的中、内 1/3 交界处（即枕大神经出口）压痛，可向枕颈放射，可在枕大神经分布区有感觉过敏或感觉减退。

4. 影像学检查

高场强 MRI 显示患侧半棘肌和斜方肌枕部附着处筋膜较健侧增厚，局部可见异常信号，枕大神经增粗、受压。X 线和 CT 等检查排除其他疾病。

5. 鉴别诊断

排除颈部的颈椎病、颈椎骨折、肿瘤和脑血管意外等。

【通针治疗】

1. 体位

低头俯卧位，胸部垫枕。

2. 体表定位

（1）体表标志

1）枕外隆凸：位于枕部，后正中线上，头发内，是枕骨外面正中的最突出的隆起，与枕骨内面的窦汇相对应。

2）项线：位于枕外隆凸的两侧，为自枕外隆凸至乳突的稍向上的弧形线，内面对横窦。

3）乳突：位于耳垂后方，是颞骨的骨性突起。乳突根部前内方有茎乳孔，面神经由此孔出颅。乳突内面的后部为乙状窦沟，容纳乙状窦。

（2）体表穿刺点：助手在术前做患者患侧枕大神经紧张试验，复制出平时疼痛；术后即刻做患者患侧枕大神经紧张试验，未能复制出平时疼痛，说明已解除挛缩的瘢痕组织对局部及周围神经的卡压。根据复制的疼痛症状、体征和影像资料等，选择枕外隆凸与乳突连线的中、内 1/3 交界处，手指尽可能垂直于骨面按压时的压痛点。

3. 消毒

常规消毒铺巾。

4. 麻醉

用 1% 利多卡因局部浸润麻醉，每个治疗点注射 1mL。

5. 针具

Ⅰ型 4 号通针。

6. 通针针法

使通针的刀口线与患者颈椎矢状面尽可能平行，再把通针的针柄压向患者足侧，通针针身与颈椎纵轴倾斜呈 45°角，与枕骨尽可能垂直。将外套管针的针刀头经皮肤、皮下组织、筋膜达枕大神经出口。使用常用通针针法，将外套管针的针刀和圆钝针的针头分别在枕大神经出口及其上、下依次移动 1 个刀口线的距离做 3 次通针操作。（图 8-5）

7. 注意事项

通针治疗时，通针针身与颈椎纵轴倾斜呈 45°角，与枕骨尽可能垂直，不能与患者颈椎纵轴尽可能垂直，否则有损伤椎管的危险。

【术后手法】

术后即刻行颈椎整复手法、颈肌牵拉手法、弹拨手法等使半棘肌和斜方肌枕部附着处筋膜松解对枕大神经的刺激和卡压。术后 1 周内颈部制动，可颈托固定。

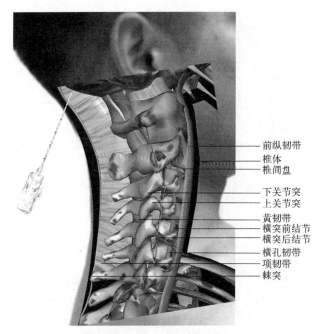

前纵韧带
椎体
椎间盘
下关节突
上关节突
黄韧带
横突前结节
横突后结节
横孔韧带
项韧带
棘突

图 8-5 枕大神经卡压综合征通针针法

第三节 头夹肌起始腱慢性损伤

【概述】

头夹肌起始腱慢性损伤是由于头夹肌起始腱慢性损伤，导致头夹肌在颈、胸椎的附着点处产生粘连和瘢痕，局部产生的圆形隆起，俗称"扁担疙瘩"。主要症状为颈后的僵硬、疼痛和沉重感。本病多见于颈项部长期负重的体力劳动者和伏案工作者。

【应用解剖】

头夹肌起自项韧带的下部、第 7 颈椎和上三位胸椎棘突及其棘上韧带，肌纤维斜向外上方，止于上项线的外侧部分；部分肌束于胸锁乳突肌深侧，止于乳突和枕骨上项线外侧 1/3 下方的粗糙面。头夹肌由来源于 C2 的后外侧支分支到头夹肌的神经支配。单侧收缩，使头转向同侧，双侧收缩，使头后仰。（图 8-6）

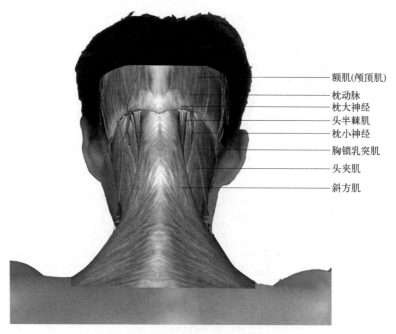

图 8-6　头夹肌起始腱慢性损伤应用解剖

额肌(颅顶肌)
枕动脉
枕大神经
头半棘肌
枕小神经
胸锁乳突肌
头夹肌
斜方肌

【病因病理】

头夹肌是使头后仰和旋转的主要肌肉。其上覆盖斜方肌，下贴竖脊肌。头夹肌的附着处筋膜受损伤后，在其他颈部肌肉活动的影响下，无法停止收缩，修复和运动同时进行，易形成软组织慢性损伤。头夹肌的慢性损伤导致颈部生物力学平衡失调。损伤的软组织通过粘连、瘢痕和挛缩进行自我代偿和自我调节，或可刺激、卡压局部及周围神经或血管，引起颈后的僵硬、疼痛和沉重感。

【诊断要点】

1. 病史

本病有外伤史或劳损史。

2. 症状

颈椎、胸椎交界处疼痛，转头或仰头受限，颈项部有僵硬、沉重感。

3. 体征

头夹肌起始腱，尤其是第 7 颈椎棘突压痛明显；令患者头后仰可使疼痛加剧；第 7 颈椎棘突处见隆起的包块。

4. 影像学检查

高场强 MRI 显示患侧头夹肌起始腱增厚，局部可见异常信号。X 线和 CT 等检查排除其他疾病。

5. 鉴别诊断

排除颈部的颈椎病、颈椎骨折和肿瘤等。

【通针治疗】

1. 体位

低头俯卧位，胸部垫枕。

2. 体表定位

（1）体表标志：人体直立位时，第 7 颈椎棘突最突出，所以第 7 颈椎又称隆椎；人体低头位时，从第 2 颈椎棘突往下触诊时，首先明显突出来的是第 6 颈椎棘突。并且，第 6 颈椎棘突和第 7 颈椎棘突相对于上方的颈椎棘突，距离比较靠近。

（2）体表穿刺点：助手在术前做患者患侧头夹肌紧张试验，复制出平时疼痛；术后即刻做患者患侧头夹肌紧张试验，未能复制出平时疼痛，说明已解除挛缩的瘢痕组织对局部及周围神经的卡压。根据复制的疼痛症状、体征和影像资料等，选择第 7 颈椎棘突患侧外侧面压痛点为进针点。

3. 消毒

常规消毒铺巾。

4. 麻醉

用 1% 利多卡因局部浸润麻醉，每个治疗点注射 1mL。

5. 针具

Ⅰ型 4 号通针。

6. 通针针法

使通针针身与患者颈椎纵轴尽可能平行，使通针的刀口线与皮面尽可能垂直。将外套管针的针刀头经皮肤、皮下组织、筋膜达头夹肌附着于第 7 颈椎棘突骨面。使用常用通针针法，将外套管针的针刀和圆钝针的针头分别在第 7 颈椎棘突患侧外侧面压痛骨面及其上、下依次移动 1 个刀口线的距离做 3 次通针操作。（图 8-7）

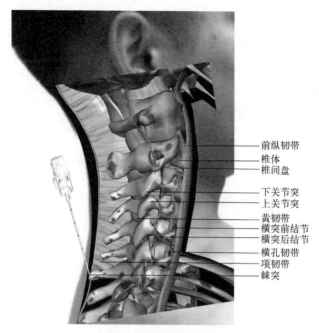

前纵韧带
椎体
椎间盘

下关节突
上关节突
黄韧带
横突前结节
横突后结节
横孔韧带
项韧带
棘突

图 8-7 头夹肌起始腱慢性损伤通针针法

7. 注意事项

头夹肌起始腱通针针法时，通针针柄不能压向患者足侧，否则有芯针针头误入椎管损伤脊髓的危险。

【术后手法】

术后即刻行头夹肌牵拉术。术后 1 周内颈部制动，可颈托固定。

第四节 胸锁乳突肌慢性损伤

【概述】

胸锁乳突肌慢性损伤是由于经常转颈、突然过度转头或睡眠姿势不良等原因，导致胸锁乳突肌的慢性劳损。临床上主要表现为睡眠后颈部僵硬、疼痛，转颈受限，被动转颈或后伸颈部可引起胸锁乳突肌肌腱疼痛加重甚至痉挛。

【应用解剖】

胸锁乳突肌起点有 2 个头，胸骨头起于胸骨柄的前面，锁骨头起于锁骨胸骨端上面，两头之间形成一个小凹。上端止于乳突及其后部。胸锁乳突肌由来源于颈丛深支外侧组分支到胸锁乳突肌的 C2～C4 神经支配，一侧收缩使头转向对侧，两侧收缩使头后仰。此外，还有提胸廓、协助深吸气的作用。（图 8-8）

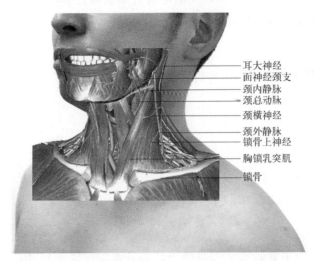

耳大神经
面神经颈支
颈内静脉
颈总动脉
颈横神经
颈外静脉
锁骨上神经
胸锁乳突肌
锁骨

图 8-8　胸锁乳突肌慢性损伤应用解剖（前侧面观）

【病因病理】

胸锁乳突肌慢性损伤根本原因是颈部生物力学平衡失调。经常转颈、突然过度转头和睡眠姿势不良等原因造成胸锁乳突肌肌腱的积累性损伤。损伤的软组织通过粘连、瘢痕和挛缩进行自我代偿和自我调节，或可刺激、卡压局部及周围神经或血管，引起睡眠后颈部僵硬、疼痛，转颈受限等系列症状和体征。

【诊断要点】

1. 病史
本病有经常转颈、突然过度转头和睡眠姿势不良等劳损史。

2. 症状
睡眠后突然发作，颈部僵硬、持续酸痛，转颈受限，甚至放射至头部和面部，有时可引起眩晕、恶心、呕吐和步态不稳等平衡障碍、听力障碍以及视力障碍，还可引起鼻塞、流鼻涕、多痰、长期咳嗽等。

3. 体征
胸锁乳突肌附着处或肌腹有明显压痛，被动转颈或后伸颈部可引起胸锁乳突肌肌腱疼痛加重甚至痉挛。

4. 影像学检查

高场强 MRI 显示患侧胸锁乳突肌附着处筋膜较健侧增厚，局部可见异常信号。X 线和 CT 等检查排除其他疾病。

5. 鉴别诊断

排除颈部的颈椎病、颈椎骨折、肿瘤。

【通针治疗】

1. 体位

仰卧位，头偏向对侧。

2. 体表定位

（1）体表标志

1）乳突：位于耳垂后方，是颞骨的骨性突起。乳突根部前内方有茎乳孔，面神经由此孔出颅。乳突内面的后部为乙状窦沟，容纳乙状窦。

2）锁骨：在胸廓前上方两侧，全长在皮下均可摸到。其内侧 2/3 向前凸，外侧 1/3 向后凸；内侧端粗大，外侧端扁平；中、外 1/3 交界处薄弱，为骨折好发部位；中、外 1/3 交界处的下方为锁骨下窝，其深面有腋血管和臂丛神经通过。

3）锁骨上切迹：又称颈静脉切迹，是两侧锁骨膨大的内侧端之间的凹陷，凹陷的下缘是胸骨柄上缘。因胸廓上口前低后高，相差约 4cm，此切迹平面在后方平对第 2 胸椎体的下缘，女性较男性略低。

（2）体表穿刺点：助手在术前做患者患侧胸锁乳突肌紧张试验，复制出平时疼痛；术后即刻做患者患侧胸锁乳突肌紧张试验，未能复制出平时疼痛，说明已解除挛缩的瘢痕组织对局部及周围神经的卡压。根据复制的疼痛症状、体征和影像资料等，选择患侧胸骨柄的前面、锁骨胸骨端上面、乳突或胸锁乳突肌的肌腹压痛点为进针点。

3. 消毒

常规消毒铺巾。

4. 麻醉

用 1% 利多卡因局部浸润麻醉，每个治疗点注射 1mL。

5. 针具

Ⅰ型4号通针。

6. 通针针法（图8-9）

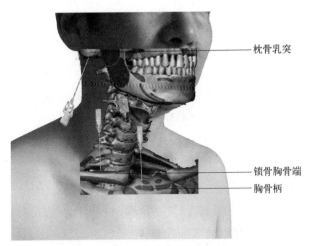

枕骨乳突

锁骨胸骨端

胸骨柄

图8-9 胸锁乳突肌慢性损伤通针针法

（1）胸锁乳突肌胸骨头针法：使通针的刀口线与胸锁乳突肌纵轴尽可能平行，再把通针的针柄压向患者头侧，使通针针身与颈部皮肤呈60°角刺入（保证针头运行方向避开重要脏器、血管和神经）。将外套管针的针刀头经皮肤、皮下组织、筋膜达胸锁乳突肌胸骨头骨面。使用常用通针针法，将外套管针的针刀和圆钝针的针头分别在胸锁乳突肌的胸骨附着处压痛部位及其上、下依次移动1个刀口线的距离做3次通针操作。

（2）胸锁乳突肌锁骨头针法：使通针的针身与胸锁乳突肌纵轴尽可能平行，再把通针的针柄压向患者头侧，使通针针身与锁骨上窝的皮肤呈90°角刺入（保证针头运行方向避开重要脏器、血管和神经）。将外套管针的针刀头经皮肤、皮下组织、筋膜达胸锁乳突肌锁骨头骨面。使用常用通针针法，将外套管针的针刀和圆钝针的针头分别在胸锁乳突肌的锁骨附着处压痛部位及其上、下依次移动1个刀口线的距离做3次通针操作。

（3）胸锁乳突肌止点针法：使通针的刀口线与胸锁乳突肌纵轴尽可能平行，把通针的针柄压向患者足侧，使通针针身与枕骨上、下项线间骨面呈90°角刺入（保证针头运行方向避开重要脏器、血管和神经）。将外套管针的针刀头经皮肤、皮下组织、筋膜达胸锁乳突肌乳突附着骨面。使用常用通针针法，将外套管针的针刀和圆钝针的针头分别在胸锁乳突肌的乳突附着处压痛部位及其上、下依次移动 1 个刀口线的距离做 3 次通针操作。

（4）胸锁乳突肌肌腹针法：使通针的刀口线与胸锁乳突肌纵轴尽可能平行，使通针针身与患者冠状面垂直或针头向外侧倾斜，将外套管针的针刀头经皮肤、皮下组织、筋膜达胸锁乳突肌肌腹压痛部位。使用常用通针针法，分别将外套管针的针刀和圆钝针的针头在胸锁乳突肌肌腹压痛部位及其上、下依次移动 1 个刀口线的距离做 3 次通针操作。

7. 注意事项

依据患者主诉疼痛部位和体格检查压痛点，确定治疗胸锁乳突肌慢性损伤的治疗点及其针法。胸锁乳突肌胸骨头及锁骨部起点处松解时，芯针针头的运行方向指向胸锁乳突肌胸骨头及锁骨部起点骨面，避开胸膜等，解除了造成创伤性气胸等严重后果的可能性。同时，右手使通针前行时保持后行的应力，使通针治疗在骨面上进行，不可脱离骨面，否则可能引起创伤性气胸。行胸锁乳突肌肌腹通针针法时，左手手指可将患侧胸锁乳突肌肌腹对捏提起，右手持针治疗，以减少损伤胸锁乳突肌周围神经和血管等的风险。

【术后手法】

术后即刻行胸锁乳突肌牵拉术。术后 1 周内颈部制动，可颈托固定。

第五节　肩胛提肌止点腱慢性损伤

【概述】

肩胛提肌止点腱慢性损伤，常见于长期使用电脑或伏案工作或外伤后，造成肩胛提肌止点腱慢性劳损，产生肩背部及项部酸痛不适，甚至颈肩及上肢的活动障碍为主要表现的病症。常反复发作，是临床较为常见的一种颈肩部软组织损伤疾病。肩胛提肌止点腱慢性损伤往往被误诊为颈椎病和肩周炎等。

【应用解剖】

肩胛提肌位于项部两侧，其上部位于胸锁乳突肌的深侧，下部位于斜方肌的深侧，为 1 对带状长肌。起自上位 3~4 横突的后结节，肌纤维斜向后下稍外方，止于肩胛骨的上角和肩胛骨脊柱缘的上部。肩胛提肌由来源于颈丛深支外侧组分支到肩胛提肌的 C3~C4 神经支配。其作用是上提肩胛骨并使肩胛骨转向内上方。（图 8-10）

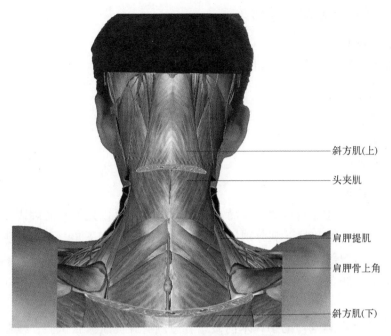

斜方肌(上)

头夹肌

肩胛提肌

肩胛骨上角

斜方肌(下)

图 8-10　肩胛提肌止点腱慢性损伤应用解剖

【病因病理】

肩胛提肌止点腱慢性损伤的根本原因是肩胛提肌生物力学平衡失调。长期使用电脑或伏案工作等原因造成肩胛提肌止点肌腱的积累性损伤。损伤的软组织通过粘连、瘢痕和挛缩进行自我代偿和自我调节，或可刺激、卡压局部及周围神经或血管，引起肩背部及项部酸痛不适，甚至颈肩及上肢的活动障碍等系列症状和体征。

【诊断要点】

1. 病史
本病有外伤史或劳损史。

2. 症状
（1）肩背部及项部持续酸痛不适，甚至颈肩及上肢的活动障碍。
（2）肩胛提肌止点附着处有明显压痛，抗阻力肩胛骨提肌收缩试验阳性。

3. 影像学检查
高场强 MRI 显示患侧肩胛提肌止点筋膜较健侧增厚，局部可见异常信号。

X 线和 CT 等检查排除其他疾病。

4. 鉴别诊断

排除颈部的颈椎病、颈椎骨折、肿瘤和内脏疾病等。

【通针治疗】

1. 体位

低头俯卧位，胸部垫枕。

2. 体表定位

（1）体表标志：肩胛骨位于背部外上方皮下，可以先摸到肩胛冈。从肩胛冈内侧端向外上侧和外下侧分别扪及内侧角（上角）和下角。两侧肩胛冈外侧端为肩峰，是肩部的最高点；两侧肩胛冈内侧端的连线平对第 3 胸椎棘突；两侧肩胛骨的内侧角连线平对第 2 胸椎棘突；两侧肩胛骨的下角连线平对第 7 胸椎棘突。

（2）体表穿刺点：助手在术前做患者患侧肩胛提肌紧张试验，复制出平时疼痛；术后即刻做患者患侧肩胛提肌紧张试验，未能复制出平时疼痛，说明已解除挛缩的瘢痕组织对局部及周围神经的卡压。根据复制的疼痛症状、体征和影像资料等，选择肩胛骨的上角和肩胛骨脊柱缘上部的压痛点下移 1cm 为进针点。

3. 消毒

常规消毒铺巾。

4. 麻醉

用 1% 利多卡因局部浸润麻醉，每个治疗点注射 1mL。

5. 针具

Ⅰ型 4 号通针。

6. 通针针法

使通针的刀口线与患侧肩胛提肌的矢状轴尽可能平行，将通针针柄压向患者足侧，刀口线与肩胛提肌纵轴呈 15°角刺入（把通针的针柄压向患者足侧，保证针头运行方向避开重要脏器、血管和神经）。将外套管针的针刀头经皮肤、皮下组织、筋膜达肩胛骨的上角脊柱缘骨面。使用常用通针针法，将外套管针的针刀和圆钝针的针头分别在病变骨面及其上、下依次移动 1 个刀口线的距离做 3 次通针操作。（图 8-11）

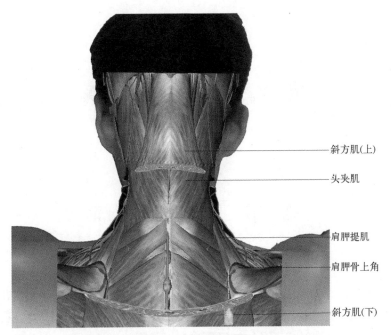

斜方肌(上)

头夹肌

肩胛提肌

肩胛骨上角

斜方肌(下)

图 8-11　肩胛提肌止点腱慢性损伤通针针法

7. 注意事项

对于肥胖的患者，在确定肩胛骨内上角困难时，让患者上下活动肩关节，医生用拇指先摸到肩胛冈，然后向上寻找到肩胛骨的内上角。芯针针头的运行方向指向头侧，避开胸膜等，避免了造成创伤性气胸等严重后果的可能性。通针治疗时，应在骨面上进行，不可脱离骨面，否则可能引起创伤性气胸。

【术后手法】

术后即刻行肩胛提肌牵拉术。术后 1 周内颈部制动，可颈托固定。

第九章　躯干疾病

第一节　腰椎间盘突出症

【概述】

腰椎间盘突出症是临床常见腰腿痛疾病之一。传统定义腰椎间盘突出症是腰椎间盘因腰部外伤或软组织慢性劳损所致纤维环破裂，髓核从破裂处突出或脱出，刺激或卡压脊神经或者马尾神经而出现以腰腿放射性疼痛、下肢及会阴区感觉和运动障碍为主要症状的疾病。

以往多数学者认为该病是在退变的基础上，当椎间盘后部压力增加时发生纤维环破裂，髓核向后外侧突出，压迫神经根，导致腰腿痛。前瞻性大数据显示：40 岁以上无腰腿痛的正常人群中，有 24% 的碘海醇脊髓造影，37% 的 CT 扫描，1/3 的 MRI 检查结果均显示腰椎间盘突出。临床上常见患者腰椎间盘摘除以后，又出现和以前一样的症状，甚至加重，说明椎间盘突出本身致病的理论不完善。换言之，还有其他原因引起了临床表现，否则，针对腰椎间盘突出症的病因所进行的开放性手术治疗应该能治愈本病。

最新研究发现，腰椎间盘突出、骨质增生和腰椎韧带肥厚甚至钙化等均能刺激或卡压腰神经根，产生相应的腰腿痛和麻木等症状和体征。建议将腰椎神经根卡压综合征疾病名称替代腰椎间盘突出症等相类似疾病名称，以免误导后学者对该病病因病理和诊断治疗的认识。

该病常有坐骨神经痛和腰痛等症状，极易被误诊为臀上皮神经卡压综合征、梨状肌综合征和臀中肌慢性损伤等其他腰腿痛疾病。

【应用解剖】

1. 骨骼

腰椎有 5 个，由前面的椎体和后面的椎弓组成。每侧椎弓包括前面较窄的椎弓根和后面较宽的椎弓板，以及从其连接处发出成对的横突、上关节突和下关节突、椎板连接处发出的 1 个棘突。椎弓根为短而厚的圆柱，起于椎体后外侧面交界处的上部，因而椎弓根弧状的椎下切迹较椎上切迹深。棘突几乎水平，呈四边形，后下缘增厚。椎体和椎弓围成的椎孔呈三角形，比胸椎大，比颈椎小。

神经根管为腰神经根离开硬膜囊后斜行向下到椎间孔外口穿出的骨-纤维管，包括侧隐窝和其向前外方延伸的椎间孔两部分。神经根管内宽外窄，前后略扁，如同小口朝外的漏斗。

侧隐窝的外界为椎弓根，后壁为上关节突、椎板和黄韧带，前面是椎间盘及其上、下椎体的后外侧部，此处神经根压迫称为侧隐窝狭窄症；椎间孔上、下界为椎弓根，底部为椎间盘及其上位椎体后下缘和下位椎体后上缘，顶部由黄韧带构成，黄韧带后面是关节突关节。

Lee 等将神经根管分为 3 区：①入口区为神经根离开硬膜囊出峡部上缘，前壁为椎间盘及椎体后缘，后壁由下关节突、关节囊和黄韧带构成；②中央区位于椎板外侧的峡部和椎弓根下部，此区神经根结构是脊神经节；③出口区主要为椎间孔，上、下壁为椎弓根，前壁为带椎体上、下缘的椎间盘，后壁为下关节突的外侧。

（1）椎间孔：当椎骨由椎间盘和关节突连接时，相邻的椎上切迹和椎下切迹形成椎间孔。椎间孔的矢状面呈上大下小的倒梨形。吴波等测量不同节段椎间孔内椎弓根下缘水平椎间孔前界到后界距离的上矢状径（S1）、椎间盘上缘水平椎间孔前界到后界距离的下矢状径（S2）、神经根/神经节矢状径（S3）、椎间孔高（H1）和椎间孔区韧带包围神经根的神经根孔高（H2）均值详见表9-1。

表 9-1　椎间孔相关数据测量均值

椎间孔节段	测量均值（mm）				
	S1	S2	S3	H1	H2
L1~L2	9.10	5.93	4.08	16.60	9.12
L2~L3	9.47	5.49	4.63	19.30	11.46
L3~L4	10.71	5.52	4.51	19.02	11.55
L4~L5	11.60	6.28	4.70	16.45	10.26
L5~S1	10.64	8.41	4.91	10.77	

其中，L1~L2、L2~L3 和 L3~L4 椎间孔内为神经节，L4~L5 和 L5~S1 椎间孔内为神经根，L1~L2、L2~L3 和 L3~L4 椎间孔测量神经节矢状径，L4~L5 和 L5~S1 椎间孔测量神经根矢状径；L5 神经根外覆盖的是髂腰弓状韧带，未形成实际意义的"神经根孔"，难以确定其最窄部位。因此，未计算 L5~S1 神经根孔

高度。

（2）椎板间隙：上下椎骨的椎板形成的间隙，称为椎板间隙。别业俊等测量不同节段椎板间隙高度（H）、宽度（W）和面积（S）均值，详见表9-2。

表9-2 椎板间隙相关数据测量均值

椎板间隙节段	测量均值		
	H（mm）	W（mm）	S（mm^2）
L1~L2	11.37	17.05	164.05
L2~L3	9.20	16.90	162.13
L3~L4	8.40	19.09	183.15
L4~L5	7.23	23.75	221.92
L5~S1	8.17	20.64	300.97

2. 软组织

（1）关节囊：关节突关节囊是附着于脊柱椎体上下关节突间的腱性结构，其功能主要是加强关节突关节的稳定性。

（2）椎间盘：椎间盘由软骨终板、纤维环和髓核3部分构成，通过薄层的透明软骨与椎体相连。

软骨终板：在椎体上、下缘各一个，位于椎体骺环（骺环在成人为椎体周围的骨皮质骨环）之内，平均厚度1mm，中心区稍薄，呈半透明状。

纤维环：分为外、中、内3层。外层由胶原纤维带构成；内层由纤维软骨带构成。

髓核：位于椎间盘偏后部。髓核占椎间盘横断面的50%~60%的面积。小儿髓核结构与纤维环分界明显，老年髓核水分减少，胶原纤维增粗，纤维环与髓核两者分界不明显。

3. 韧带

（1）黄韧带：又称弓间韧带，呈膜状，走行于相邻两椎板之间，主要由黄色弹性纤维构成。向上附着于上一椎弓板下缘的前面，向外至下关节突构成椎间关节囊的一部分，再向外附于横突的根部，向下附着于下一椎板的后面和上缘及上关节突前下缘的关节囊，其正中部有裂隙，有少许脂肪填充，连结椎骨后静脉丛与椎管内静脉丛的小静脉从中通过。（图9-1）

（2）椎间孔区韧带：包括椎间孔内韧带和椎间孔外韧带，按形状又分为放射型韧带和横跨型韧带。椎间孔韧带分布于所有椎间孔，在腰部以上位椎间孔分布较多，在双侧椎间孔分布无对称性。（图9-2）

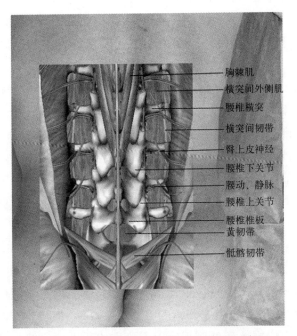

图 9-1　腰椎间盘突出症应用解剖（后面观）

胸棘肌
横突间外侧肌
腰椎横突
横突间韧带
臀上皮神经
腰椎下关节
腰动、静脉
腰椎上关节
腰椎椎板
黄韧带
骶髂韧带

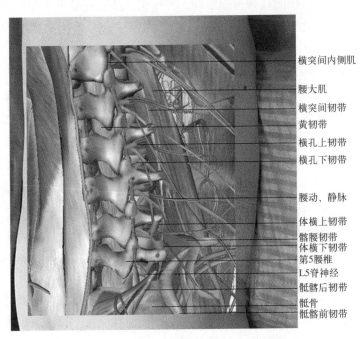

图 9-2　腰椎间盘突出症应用解剖（后侧面观）

横突间内侧肌
腰大肌
横突间韧带
黄韧带
横孔上韧带
横孔下韧带
腰动、静脉
体横上韧带
髂腰韧带
体横下韧带
第5腰椎
L5脊神经
骶髂后韧带
骶骨
骶髂前韧带

放射型韧带为连接神经根到横突或椎间孔内壁的韧带，以神经根为中心呈放射状排列，从不同方向将神经根栓在椎间孔周围结构或横跨型韧带上；横跨型韧带包括横孔韧带和体横韧带等，横跨在椎间孔区，为椎间孔区韧带力学主干部分。

横孔韧带属于椎间孔内韧带。横孔韧带较体横韧带细小，根据其在椎间孔内的走行和起止点不同，分为横孔上韧带和横孔下韧带：横孔上韧带横跨椎下切迹，起于横突与椎弓根夹角处，止于同位椎体下缘或椎间盘后外侧，其内上方有腰动脉分支和脊神经返支神经通过；横孔下韧带横跨椎上切迹，起于上关节突前缘骨面，水平向前走行，止于椎体或椎间盘后外侧，横孔上、下韧带之间有脊神经根通过，横孔下韧带下方有静脉分支通过。横孔韧带在上位腰椎间孔内分布较多。

体横韧带为主要椎间孔外韧带，位于椎间孔外侧，较横孔韧带粗大，起于横突，止于同位椎体或相邻椎体，根据其起止点不同，体横韧带分为体横上韧带和体横下韧带：体横上韧带起于该椎体横突下部，向前下止于同位椎体后外侧下缘、下位椎体后外侧上缘及其椎间盘的后外侧；体横下韧带起于下位椎体横突上部，向前上止于同位椎体后外侧下缘、下位椎体后外侧上缘及其椎间盘的后外侧。体横韧带覆盖在椎间孔和神经根外，神经根从体横韧带下方穿出椎间孔。一些体横韧带在起点处可与横突间韧带或腰骶韧带融合。体横韧带多位于下位腰椎，以 L5～S1 椎间孔分布较多。

以 L5～S1 椎间孔区为例，分析椎间孔区韧带分布特点

1）入口区：入口区韧带约占椎间孔区韧带的 34.0%，均为放射型韧带，止于神经根。上侧放射型韧带起于 L5 椎体后上缘后纵韧带和椎弓根中部；下侧放射型韧带起于 L5 椎体后下方后纵韧带和关节突关节腹侧或 L5～S1 椎间盘后上缘；前侧放射型韧带起于 L5 椎体后上缘后纵韧带；后侧放射型韧带起于黄韧带。

2）中间区：中间区韧带约占椎间孔区韧带的 47.40%，包括放射型韧带和横跨型韧带。其中放射型韧带均止于神经根。

上侧放射型韧带起于 L5 椎弓根下缘和椎体侧缘；下侧放射型韧带起于骶椎翼上面或 L5～S1 椎间盘侧下缘；前侧放射型韧带起于 L5～S1 椎间盘侧缘；后侧放射型韧带起于腰骶韧带。

中间区横跨型韧带包括横孔上韧带和横孔下韧带，起始部位前面已叙述。

3）出口区：出口区韧带约占椎间孔区韧带的 18.6%，包括放射型韧带和横跨型韧带。其中放射型韧带均止于神经根。

出口区放射型韧带上侧起于 L5 椎体外上缘和椎弓根前缘；下侧起于 L5～S1

椎间盘下缘和骶椎翼上缘；内侧起于 L5 椎体外侧；外侧起于腰骶韧带。

出口区横跨型韧带主要为体横韧带，部分专家认为出口区横跨型韧带包括体横韧带、腰骶韧带和乳突横突副韧带等。起始部位前面已叙述。

（3）前纵韧带：在椎体前面，位于椎体和椎间盘前方，上端起于枕骨大孔底部和第 1 颈椎前结节，向下经寰椎前结节及各椎体的前面，止于骶椎的上部。

（4）后纵韧带：在椎管内椎体的后方，起自 C2，向下沿各椎体的后面至骶管，与骶尾后深韧带相移行。

（5）棘上韧带：起自 C7 棘突，细长而坚韧，向下沿各椎骨的棘突尖部，止于骶中嵴；向上移行于项韧带。

（6）棘间韧带：位于棘突间，沿棘突根部至尖部连结相邻两个棘突，前方与黄韧带连接，后方连接于棘上韧带。

（7）横突间韧带：位于相邻的横突之间。

（8）髂腰韧带：为坚韧、肥厚的三角形韧带。起于 L5 横突尖的前下面，有时也起于 L4 横突，呈放射状；止于髂嵴背侧部的内侧面，在竖脊肌的深面。

（9）腰骶韧带：上部与髂腰韧带相连，起自 L5 椎体，纤维呈扇形，向下附于髂骨和骶椎的盆面。

4. 筋膜

（1）浅筋膜：位于皮肤和深筋膜之间，起连接作用的疏松结缔组织。

（2）深筋膜：腰背部深筋膜为胸腰筋膜，在背部较为薄弱，覆于竖脊肌表面。向上连接于项筋膜，内侧附于胸椎棘突和棘上韧带，外侧附于肋角和肋间筋膜；向下至腰部增厚，并分为前、中、后三层。

前层：又称腰方肌筋膜，覆盖于腰方肌前面，内侧附于腰椎横突尖，向下附于髂腰韧带和髂嵴后份。前层在腰方肌外侧缘处同胸腰筋膜中、后层愈合，形成筋膜板，由此向外侧方，是腹横肌的起始腱膜。

中层：位于竖脊肌与腰方肌之间，内侧附于腰椎横突尖和横突之间韧带，外侧在腰方肌外侧缘与前层愈合，形成腰方肌鞘；向上附于第 12 肋下缘，向下附于髂嵴。

后层：在竖脊肌表面，向上与背阔肌和下后锯肌腱膜愈合，向下附着于髂嵴和骶外侧嵴，内侧附于腰椎棘突、棘上韧带和骶正中嵴，外侧在竖脊肌外侧缘与中层愈合，形成竖脊肌鞘。后层与中层联合成一筋膜板续向外侧方，至腰方肌外侧缘前层加入，共同形成腹横肌及腹内斜肌的腱膜性肌肉起始。

5. 肌肉

（1）背阔肌：起自下 6 个胸椎棘突、全部腰椎棘突、骶正中嵴和髂嵴，止于肱骨小结节嵴。

(2) 下后锯肌: 起自下位 2 个胸椎棘突及上位 2 个腰椎棘突, 止于下 4 个肋骨肋角外面。

(3) 竖脊肌: 起自骶椎背面及髂嵴的后部, 向上分出许多肌束, 沿途止于椎骨和肋骨, 并到达颞骨乳突。从外侧向内侧依次分为髂肋肌、最长肌和棘肌。

(4) 横突棘肌: 横突棘肌由多数斜行的肌束组成, 被竖脊肌所覆盖, 其肌纤维起自下位椎骨的横突, 斜向内上方止于上位椎骨棘突。由浅入深可分为 3 层, 即半棘肌、多裂肌和回旋肌。

(5) 横突间肌: 起止于椎骨横突之间的肌肉。

(6) 腰方肌: 起自髂嵴后部的内唇、髂腰韧带及下方 3~4 个腰椎横突, 止于第 12 肋骨内侧半下缘和上方 4 个腰椎横突及 T12 椎体。

(7) 髂腰肌: 由髂肌和腰大肌组成。髂肌呈扇形, 起自髂窝; 腰大肌呈长形, 起自腰椎体侧面及横突。向下两肌相合, 止于股骨小转子。

(8) 腰小肌: 位于腰大肌的前面, 上端起自 T12 椎体及 L1 椎体的侧面, 下端止于髂耻隆起, 并以腱移行于髂筋膜和耻骨梳韧带。

6. 重要辅助结构

(1) 神经: 躯干部神经, 包括脑神经、脊神经及内脏神经。躯干部有第 10 及第 11 对脑神经通过。躯干部脊神经, 包括 12 对胸神经、5 对腰神经、5 对骶神经和 1 对尾神经。内脏神经系统按部位分为中枢部和周围部, 内脏神经按纤维性质分为感觉和运动两种内脏神经, 内脏运动神经分为交感神经和副交感神经。交感神经低级中枢位于 T1~L3 脊髓中间外侧核, 交感神经周围部包括交感干、交感神经节及其发出的分支和交感神经丛等; 躯干部的副交感神经低级中枢位于 S2~S4 脊髓副交感核, 副交感神经周围部包括副交感神经节及其节前纤维和节后纤维。

躯干部脊神经的前根和后根在椎间孔处合为脊神经干后, 立即分为 4 支: 前支、后支、脊膜支和交通支。

后支是脊神经干发出向躯干背面行走, 分布于项背腰骶的混合性神经。后支一般较前支细小, 经相邻椎骨横突中间或骶后孔后行, 绕上关节突外侧后, 分成内侧支和外侧支, 在不同躯干部穿行方式如下: 胸神经后支各内侧支都穿行于关节突关节和肋横突上韧带及横突间肌内侧缘之间, 各外侧支都穿行于胸横突间肌或横突间韧带与提肋肌之间 (横突间肌在胸部仅见最后 3 个胸椎和第 1 腰椎横突之间, 且由 1 块肌肉构成), 两者分布于后背的躯干肌和皮肤; 腰神经后支各内侧支贴近腰椎关节突后行，穿行于乳突和副突间沟（或切迹、间孔）内，分布于多裂肌；腰神经后支各外侧支穿出腰椎横突间内侧肌（连于腰椎横突的副突和下位腰椎上关节突的乳突之间），分布于竖脊肌；上 3 对骶神经后内侧支小而终于多裂肌，后外侧支分布于臀部皮肤；第 4、第 5 对骶神经后支和尾神经后侧支都不分内侧支和外侧支，形成骶椎背面的神经袢，分布于尾骨周围的皮肤。

T12~L3 脊神经后支发出的皮神经在竖脊肌外侧缘穿出背阔肌腱膜，向后下方跨过髂嵴上的骨纤维管，分布于臀部皮肤，称为臀上皮神经。

腰骶部位的脊神经前支在起始段相互交织，形成如下神经丛：腰丛、骶丛和尾丛。

（2）血管：腹主动脉起于 T12 椎体下缘膈主动脉裂孔处，在 L4 椎体左侧分成左、右髂总动脉。腹主动脉发出腹侧支、外侧支、背侧支和终末支（髂总动脉）。

髂主动脉起于 L4 椎体左侧，下行至 L5~S1 椎间盘水平时，在骶髂关节前方分成髂内动脉和髂外动脉，髂内动脉供盆腔脏器、盆壁、会阴和臀区血液，髂外动脉供大部分下肢血液。

腰动脉为腹主动脉的分支。腰动脉发出的背侧支在相邻的横突之间向后行走，供背部肌肉、关节和皮肤的血液。腰动脉发出脊支入椎管以供椎管内和邻近椎体的血液，并与其上、下和对侧的动脉互相吻合。通针治疗腰椎疾病时，腰动脉在横突间和椎间孔处容易受损，形成血肿。通针治疗时，宜贴近横突骨面。当接近血管和神经时，宜使用通针系列针具中的圆钝针等钝性松解针具，以避免血管和神经的损伤。

【病因病理】

通针疗法的理论认为，慢性软组织损伤的根本原因是生物力学平衡失调。腰椎的外力损伤、积累劳损等各种致病因素引起人体生物力学系统受力异常，失去正常的生物力学平衡。人体生物力学系统受力异常，使人体生物力学系统的组成部分如腰椎间孔区韧带和黄韧带以及腰椎间盘的形态结构发生改变。慢性损伤的软组织通过粘连、瘢痕和挛缩进行自我代偿和自我调节，粘连、瘢痕和挛缩的腰部椎间孔区韧带和黄韧带等软组织刺激或卡压腰椎神经根，引起局部的疼痛、压痛和活动受限等系列症状和体征。

刺激或卡压神经根引起的神经损伤，通常和压力强度相关：压力强度较低时，主要通过神经血供和营养运输障碍等导致神经损伤；压力强度较高时，主要通过直接的力学效应和间接的生物力学效应导致神经损伤。经研究证实：于椎间孔区施加 30mmHg 的低压力时，影响神经纤维的轴浆运输；继续增加压力时，将造成神经蛋白从神经元向轴突远端的运输障碍，此将增加远端轴突对压迫损伤的敏感性，该作用被称为"双重挤压综合征"；于椎间孔区施加 200~400mmHg 的高压力时，即使压力时间很短，也会导致神经根结构的改变和功能的障碍。

腰骶神经根在椎间孔内被韧带固定，粘连、瘢痕和挛缩的椎间孔区韧带和黄韧带等对神经根牵拉形成张力而造成神经根损伤，并发生系列病理生理变化：神经根拉长 3%时，导致神经根静脉淤积；神经根拉长 5%时，导致神经根内血流完全阻断。

此外，腰骶神经根的血供缺少神经外膜和神经束膜内的两组血管网。近端血供来自脊髓血管，远端血供来自节段动脉中间支，两个系统在神经根的外 1/3 相吻合。这种神经根的血-神经屏障结构和功能不够完善和稳固，导致神经根损伤后更易发生炎症和水肿，形成粘连、瘢痕和挛缩，加重神经根的卡压而加剧患者的症状和体征。

【诊断要点】

腰椎间盘突出症为根性腰腿痛，其诊断符合以下要点。

1. 病史

本病有腰部外伤和长期弯腰等劳损史。

2. 症状

与影像检查相吻合的相应节段的腰椎神经根分布区持续钝痛或刺痛，并向下肢放射，导致下肢和会阴麻木；疼痛因直立负重、劳累或增加腹压后加剧，平卧和休息后则减轻。

3. 体征

脊柱侧弯；腰椎棘突间隙或椎旁有压痛；感觉、运动和反射功能障碍；腰椎过伸试验阳性，腰椎屈曲试验阴性，直腿抬高试验或直腿抬高加强试验阳性。

4. 影像学检查

X 线可显示腰椎侧弯、椎间隙狭窄和骨质增生；CT 和高场强 MRI 还可显示与症状、体征相吻合的相应节段的椎间盘突出、韧带钙化、椎间孔狭窄、黄韧带和椎间孔区韧带肥厚、神经根卡压等局部信号异常等。

5. 鉴别诊断

诊断该病需要排除臀上皮神经卡压综合征、梨状肌综合征、臀中肌慢性损伤和腰椎占位性病变等其他腰腿痛疾病。

【通针治疗】

1. 体位

俯卧位，腹部垫枕。

2. 体表定位

（1）体表标志

1）腰椎棘突：在腰部后正中线上，可扪及腰椎棘突，其呈水平位。

2）骶正中嵴：为骶椎后正中线上一列纵行隆起，由骶椎棘突融合而成。

3）髂嵴：髂嵴为髂骨翼的上缘。两侧髂嵴最高点连线平对第 4 腰椎棘突。

4）髂后上棘：髂后上棘为髂嵴后端的突起。两侧髂后上棘距正中平面 5cm，与位于臀部上内方的骶凹一致，其下缘连线平第 2 骶椎棘突上缘。

（2）体表穿刺点：助手在术前做患者腰椎过伸试验等，复制出平时疼痛；术后即刻做患者腰椎过伸试验等，未能复制出平时疼痛，说明已解除挛缩的瘢痕组织对局部及周围神经的卡压。依据患者复制的症状和体征，按照神经节段分布，确定致痛的腰椎节段；同时，参考患者的 X 线、CT 和磁共振等影像资料，设计通针针法的径路和穿刺点。

1）椎板间隙穿刺点定位：确定致痛的腰椎节段后，在直接数字平板 X 线成像（DR）片测量椎板间隙高度（H）、宽度（W）、椎板间隙下角到上位腰椎棘突下缘上移和向棘突连线平移的距离。根据此数据，以上位腰椎棘突下缘为参照物，标出椎板间隙下角的体表尽可能垂直于治疗床的皮肤投射点，后者向棘突连线平移 0.2cm 为椎板间隙穿刺点。（图 9-3）

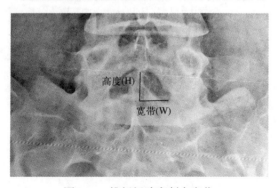

图 9-3　椎板间隙穿刺点定位

2）椎间孔穿刺点定位：确定致痛的腰椎节段后，在该腰椎间盘定位 CT 片中（CT 定位线为该腰椎节段椎体间隙中线），标记通针与腰椎矢状轴成 30°左右角度使其针头到达椎间盘后外侧靶点时与皮肤的交点为穿刺点，测量该点到上位腰椎棘突下缘上下移动和向棘突连线平移的距离，根据此数据以上位腰椎棘突下缘为参照物标出椎间孔穿刺点。（图9-4）

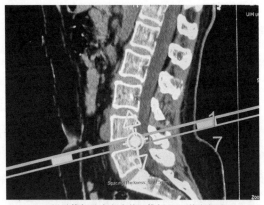

A. 设计椎间孔穿刺点的腰椎间盘CT片定位线

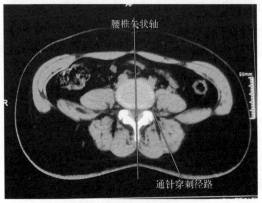

B. 设计椎间孔穿刺点的腰椎间盘CT片

图9-4　椎间孔穿刺点

3. 消毒

常规消毒铺巾。

4. 麻醉

用1%利多卡因局部浸润麻醉，每个治疗穿刺点注射1mL。

5. 针具

Ⅰ型6号或8号通针。

6. 通针针法

（1）椎板间隙通针针法：建议在超声、CT或C形臂X线导航下进行。使通针的刀口线与患者腰椎纵轴尽可能平行，通针针柄向健侧偏使通针针身在横断面中与矢状轴呈5°角，将外套管针的针刀头经皮肤、皮下组织、胸腰筋膜后层、竖脊肌达患侧病变腰椎椎板间隙下角外侧的椎板骨面。把通针的针刀头退回0.5cm后向内侧移动插入，第一次出现明显落空感说明针刀头已从椎板的内侧边缘进入椎板间隙，继续进针出现不明显落空感说明针刀头已切开黄韧带，立即停止进针并固定管针并从管针的管孔中退出针刀。如果无血液和脑脊液流出，继续治疗。使用常用通针针法，仅将外套管针的圆钝针针头在病变椎板间隙下的黄韧带及其上、下依次移动1个刀口线的距离做3次捅刺，以解除黄韧带等对神经根的卡压和刺激。（图9-5）

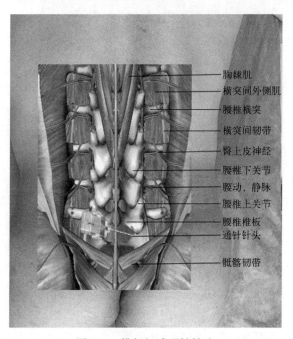

图9-5　椎板间隙通针针法

（2）椎间孔通针针法：建议在CT或C形臂X线导航下进行。使通针的刀口线与患者腰椎纵轴尽可能平行，再把通针针柄压向患侧，使通针针身在横断面中与矢状轴呈30°角（L5～S1节段因髂骨阻挡，设置此节段的CT定位线时，通针针柄向头侧倾斜并与人体脊柱纵轴大约呈60°角）。将外套管针的针刀头经皮肤椎间孔穿刺点、皮下组织、胸腰筋膜后层、竖脊肌，达病变节段的腰椎横突上缘和上关节突外缘的交界处，固定管针并从管针的管孔中退出针刀。如果无血液和脑脊液流出，继续治疗。使用常用通针针法，仅将外套管针的圆钝针针头在同位椎体后外侧下缘、下位椎体后外侧上缘及其椎间盘的后外侧（不进入椎间盘）做3次捅刺，以松解体横下韧带和横孔下韧带等对神经根的卡压和刺激。（图9-6）

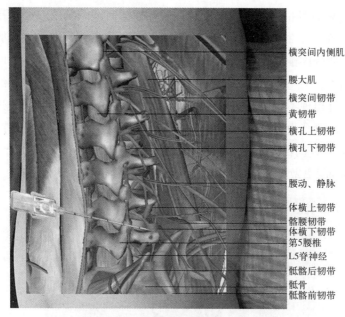

横突间内侧肌

腰大肌

横突间韧带

黄韧带

横孔上韧带

横孔下韧带

腰动、静脉

体横上韧带

髂腰韧带

体横下韧带

第5腰椎

L5脊神经

骶髂后韧带

骶骨

骶髂前韧带

图 9-6　椎间孔通针针法

7. 注意事项

（1）腰椎管内容纳硬膜囊及其中央的脊髓，任何操作都要防止硬膜囊和脊髓的损伤。芯针针头进入椎管，特别是切开黄韧带后，避免使用针刀等锐性松解针具，改用圆钝针等钝性松解针具，禁止粗暴操作。万一出现硬膜囊损伤，造成脑脊液漏，患者需要卧床1周并输液治疗等。

（2）腰椎管和椎间管内有腰动脉发出的脊支和椎管内静脉丛等血管，芯针针头进入椎管，特别是切开黄韧带后，避免使用针刀等锐性松解针具，改用圆钝针等钝性松解针具，禁止粗暴操作，以免损伤血管。如果出现伤口渗血、皮下血肿或深部血肿等血管损伤，应按第四章第四节"通针疗法意外的处置和预防"处理。

【术后手法】

术后即刻行腰背肌牵拉手法。

第二节　棘上韧带慢性损伤

【概述】

棘上韧带慢性损伤是由于脊柱的外伤、过度弯曲活动或慢性劳损等所致。临床主要表现为局部的疼痛、压痛和活动受限。本病好发于中年以上患者，棘上韧带慢性损伤以上腰段和胸段多见（棘间韧带慢性损伤以下腰段多见），是慢性腰背痛的常见原因。

【应用解剖】

棘上韧带起自 C7 棘突，细长而坚韧，向下沿各椎骨的棘突尖部，止于骶中嵴；向上移行于项韧带，外侧与背部的腱膜相延续；前方与棘间韧带愈合。此韧带作用是限制脊柱过度前屈。

【病因病理】

脊柱在过度前屈时，棘上韧带负荷增加。棘上韧带在脊柱过度前曲时，最易受到牵拉损伤和扭曲损伤。其损伤点大多在棘突顶部的上下缘，棘上韧带慢性损伤导致腰背部生物力学平衡失调。损伤的软组织通过粘连、瘢痕和挛缩进行自我代偿和自我调节，或可刺激、卡压局部及周围神经或血管，引起局部的疼痛、压痛和活动受限等系列症状和体征。

【诊断要点】

1. 病史
本病有外伤史或劳损史。

2. 症状
腰椎棘突持续酸痛，弯腰加重。

3. 体征
病变棘突顶部的上下缘可触及硬结和压痛，腰椎屈曲试验阳性。

4. 影像学检查
X 线或 CT 可显示病变棘上韧带的钙化和骨化，高场强 MRI 可显示异常信号。

5. 鉴别诊断
排除脊椎骨折、肿瘤和感染性疾病等。

【通针治疗】

1. 体位
俯卧位，胸部或腹部垫枕。

2. 体表定位

（1）体表标志：两侧肩胛骨的内侧角连线平对第 2 胸椎棘突；两侧肩胛冈内侧端的连线平对第 3 胸椎棘突；两侧肩胛骨的下角连线平对第 7 胸椎棘突；两侧髂嵴最高点连线平对第 4 腰椎棘突；两侧髂后上棘连线平对第 2 骶椎棘突。

（2）体表穿刺点：助手在术前做患者腰椎屈曲试验等，复制出平时疼痛；术后即刻做患者腰椎屈曲试验等，未能复制出平时疼痛，说明已解除挛缩的瘢痕组织对局部及周围神经的卡压。根据复制的疼痛症状、体征和影像资料等，选择病变脊椎棘突顶点。

3. 消毒

常规消毒铺巾。

4. 麻醉

用 1% 利多卡因局部浸润麻醉，每个治疗点注射 1mL。

5. 针具

Ⅰ型 4 号通针。

6. 通针针法

使通针的刀口线与患者脊椎纵轴尽可能平行，通针针身与皮肤垂直。将外套管针的针刀头经皮肤和皮下组织达棘突顶部骨面。使用常用通针针法，将外套管针的针刀和圆钝针的针头分别在病变棘突及其左、右依次移动 1 个刀口线的距离做 3 次通针操作。（图 9-7）

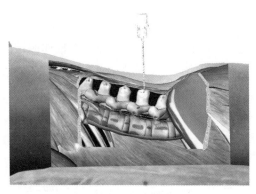

图 9-7　棘上韧带损伤通针针法

【术后手法】

术后即刻行腰背肌牵拉手法。

第三节　棘间韧带慢性损伤

【概述】

棘间韧带慢性损伤是由于脊柱的外伤、过度扭曲活动或慢性劳损等所致。临床主要表现为脊柱局部的疼痛、压痛和活动受限。棘间韧带慢性损伤以下腰段多见（棘上韧带慢性损伤以上腰段和胸段多见），是慢性腰痛的常见原因。

【应用解剖】

棘间韧带位于棘突间，较薄，沿棘突根部至尖部连结相邻两个棘突，前方与黄韧带愈合，后方移行于棘上韧带。除腰骶部的棘间韧带较发达外，其他部位均较薄弱。

【病因病理】

棘间韧带因脊柱的外伤、过度扭曲活动或慢性劳损等损伤，伤后棘间隐痛不适，脊柱扭转和弯曲时疼痛加剧而使活动受限。棘间韧带慢性损伤导致腰部生物力学平衡失调。损伤的软组织通过粘连、瘢痕和挛缩进行自我代偿和自我调节，或可刺激、卡压局部及周围神经或血管，引起局部的疼痛、压痛和活动受限等系列症状和体征。

【诊断要点】

1. 病史

本病有外伤史或劳损史。

2. 症状

腰椎棘突持续酸痛，弯腰加重。

3. 体征

病变棘突顶部的上下缘可触及硬结和压痛，腰椎屈曲试验阳性。

4. 影像学检查

X 线或 CT 可显示病变棘间韧带的钙化和骨化，高场强 MRI 可显示病变棘间韧带异常信号。

5. 鉴别诊断

排除脊椎骨折、肿瘤和感染性疾病等。

【通针治疗】

1. 体位

俯卧位，胸部或腹部垫枕。

2. 体表定位

（1）体表标志：两侧肩胛骨的内侧角连线平对第 2 胸椎棘突；两侧肩胛冈内侧端的连线平对第 3 胸椎棘突；两侧肩胛骨的下角连线平对第 7 胸椎棘突；两侧髂嵴最高点连线平对第 4 腰椎棘突；两侧髂后上棘连线平对第 2 骶椎棘突。

（2）体表穿刺点：助手在术前做患者腰椎屈曲试验，复制出平时疼痛；术后即刻做患者腰椎屈曲试验等，未能复制出平时疼痛，说明已解除挛缩的瘢痕组织对局部及周围神经的卡压。根据复制的疼痛症状、体征和影像资料等，选择病变脊椎棘突间隙。

3. 消毒

常规消毒铺巾。

4. 麻醉

用 1%利多卡因局部浸润麻醉，每个治疗点注射 1mL。

5. 针具

Ⅰ型 4 号通针。

6. 通针针法

使通针的刀口线与患者腰椎纵轴尽可能平行，通针针身与皮肤垂直。将外套管针的针刀头经皮肤、皮下组织达病变脊椎棘突间隙。把通针芯针的针柄分别压向患者足侧和头侧，使通针针身与腰椎纵轴倾斜呈 45°角。使用常用通针针法，将外套管针的针刀和圆钝针的针头分别在病变棘突间隙的上一脊椎棘突的下缘及其上、下依次移动 1 个刀口线的距离做 3 次通针操作，再分别在病变棘突间隙的下一脊椎棘突的上缘及其上、下依次移动 1 个刀口线的距离做 3 次通针操作。（图 9-8）

【术后手法】

术后即刻行腰背肌牵拉手法。

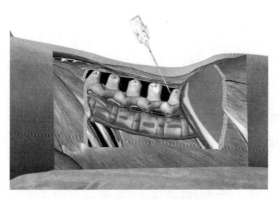

图 9-8　棘间韧带损伤通针针法

第四节　第 3 腰椎横突综合征

【概述】

第 3 腰椎横突综合征，又称第 3 腰椎横突滑囊炎、第 3 腰椎横突周围炎，为腰腿痛常见原因之一。该病是由于腰部软组织损伤后粘连、瘢痕和挛缩，刺激或卡压了越过第 3 腰椎横突的腰脊神经后外侧支，引起腰腿部疼痛、麻木和压痛等系列症状和体征。

【应用解剖】

L3 横突尖位于 L2～L3 棘突间水平，距后正中线约 3.6cm。横突有众多大小不等的肌肉附着，相邻横突之间有横突间肌，横突尖端与棘突之间有横突棘肌，横突前侧有腰大肌，横突外侧有腰方肌以小肌腱连于横突尖，横突背侧有竖脊肌，腰背筋膜中层内侧附于横突尖。腰脊神经后外侧支在 L3 横突背面行走并被纤维束固定，自内上向外下穿越竖脊肌及腰背筋膜，进入臀部成为臀上皮神经。

【病因病理】

正常腰椎呈生理性前凸，L3 横突处于其生理性前凸的顶点。同时，在腰椎所有横突中，L3 横突最长，活动幅度也大，所以在腰部做屈伸活动时，L3 横突附着的软组织易受损，导致腰部生物力学平衡失调。慢性损伤的 L3 横突尖周围软组织通过粘连、瘢痕和挛缩进行自我代偿和自我调节，或可刺激、卡压局部及周围神经或血管，引起腰腿部疼痛、麻木和压痛等系列症状和体征。

【诊断要点】

1. 病史

本病有腰部外伤史或劳损史。

2. 症状

患侧腰臀部持续酸痛，腰部活动受限，弯腰、负重和久卧加剧。部分患者疼痛放射至大腿后侧或麻木，少部分患者疼痛或麻木放射至小腿外侧。

3. 体征

患侧 L3 横突压痛，可触及硬结或条索，腰椎屈曲试验阳性，腰椎过伸试验阴性。

4. 影像学检查

X 线或 CT 可显示患侧腰椎横突较健侧长，腰椎向患侧侧弯。高场强 MRI 可显示病变 L3 横突尖周围软组织异常信号。

5. 鉴别诊断

排除脊椎骨折、肿瘤和感染性疾病以及泌尿系结石等。

【通针治疗】

1. 体位

俯卧位，腹部垫枕。

2. 体表定位

（1）体表标志：两侧髂嵴最高点连线平对第 4 腰椎棘突；L3 横突尖连线平 L2～L3 棘突间隙。

（2）体表穿刺点：助手在术前做患者腰椎屈曲试验等，复制出平时疼痛；术后即刻做患者腰椎屈曲试验等，未能复制出平时疼痛，说明已解除挛缩的瘢痕组织对局部及周围神经的卡压。根据复制的疼痛症状、体征和影像资料等，选择患侧 L3 横突压痛点。

3. 消毒

常规消毒铺巾。

4. 麻醉

用 1% 利多卡因局部浸润麻醉，每个治疗点注射 1mL。

5. 针具

Ⅰ型6号通针。

6. 通针针法

使通针的刀口线与患者腰椎纵轴尽可能平行，通针的针身与穿刺点皮肤尽可能垂直，将外套管针的针刀头经皮肤、皮下组织、腰背筋膜后层和竖脊肌达病变L3横突尖背面。使用常用通针针法，将外套管针的针刀和圆钝针的针头分别在病变L3横突尖外缘及其上、下依次移动1个刀口线的距离做3次通针操作。（图9-9）

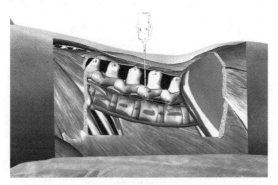

图9-9 第3腰椎横突综合征通针针法

【术后手法】

术后即刻行腰背肌牵拉手法。

第五节 髂腰韧带慢性损伤

【概述】

髂腰韧带慢性损伤后粘连、瘢痕和挛缩，刺激或卡压了周围的神经或血管，引起第5腰椎两侧或一侧深在性疼痛和腰部活动受限。由于髂腰韧带位置深，且触诊不到，经常误诊为其他疾病而久治不愈。

【应用解剖】

髂腰韧带为坚韧、肥厚的三角形韧带，起于L5横突尖的前下面，有时也起于L4横突，呈放射状；止于髂嵴背侧部的内侧面，在竖脊肌的深面。髂腰韧带覆盖于腰方肌内侧筋膜的增厚部，它的内侧与横突间韧带和骶髂后短韧带相互移行，向上移行于腰背筋膜。髂腰韧带可以抵抗身体重量，因为第 5 腰椎在髂嵴的平面以下，此韧带可以限制第 5 腰椎的旋转和在骶椎上朝前滑动。

【病因病理】

因第 4、5 腰椎为人体躯干应力的集中点，腰部伸、屈和侧弯时，髂腰韧带都要受到相应的应力影响，因此损伤的机会较多，导致腰部生物力学平衡失调。髂腰韧带为 L4~L5 横突和髂嵴之间的韧带，因其肥厚而坚韧，即使受到强大的暴力损伤也不会完全断裂，只会发生局部损伤。慢性损伤的髂腰韧带通过粘连、瘢痕和挛缩进行自我代偿和自我调节，或可刺激、卡压局部及周围神经或血管，引起第 5 腰椎两侧或一侧深在性疼痛和腰部活动受限。

【诊断要点】

1. 病史

本病有腰部外伤史或劳损史。

2. 症状

腰部一侧或两侧部位较深的剧烈疼痛，活动受限，弯腰、负重和久卧则加剧。

3. 体征

L4~L5 腰椎横突尖至髂嵴之间有明显的深压痛，腰部前屈、侧弯及旋转运动时疼痛加剧，腰椎屈曲试验阳性，腰椎过伸试验阴性。

4. 影像学检查

X 线或 CT 可显示髂腰韧带钙化或骨化部分。高场强 MRI 可显示病变髂腰韧带慢性损伤的局部异常信号。

5. 鉴别诊断

排除脊椎骨折、肿瘤和感染性疾病以及泌尿系结石等。

【通针治疗】

1. 体位

俯卧位，腹部垫枕。

2. 体表定位

（1）体表标志：两侧髂嵴最高点连线平对第 4 腰椎棘突；L3 横突尖连线平 L2~L3 棘突间隙。

（2）体表穿刺点：L4~L5 棘突间隙旁开 3cm 的压痛点。

3. 消毒

常规消毒铺巾。

4. 麻醉

用1%利多卡因局部浸润麻醉，每个治疗点注射1mL。

5. 针具

Ⅰ型6号通针。

6. 通针针法

使通针的刀口线与患者腰椎纵轴尽可能平行，通针的针身与穿刺点皮肤垂直后，针柄向内上侧和内下侧偏移，将外套管针的针刀头经皮肤、皮下组织和竖脊肌达病变L4~L5横突尖背面，向外侧移动落空处为横突尖。使用常用通针针法，将外套管针的针刀和圆钝针的针头分别在病变L4~L5横突尖外缘及其上、下依次移动1个刀口线的距离做3次通针操作。然后，退针至皮下针刀头向外侧倾斜至髂嵴背侧部的内侧面及其上、下依次移动1个刀口线的距离做3次通针操作。（图9-10）

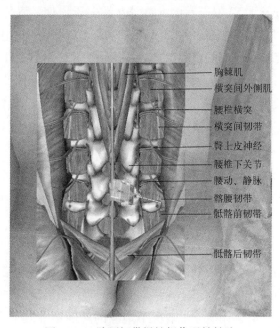

图9-10　髂腰韧带慢性损伤通针针法

【术后手法】

术后即刻行腰背肌牵拉手法。

第十章　上肢疾病

第一节　肩关节周围炎

【概述】

肩关节周围炎，俗称肩周炎、肩凝症、五十肩等，为以往肩关节一组疾病的笼统名称。该病好发于 50 岁左右的人群，女性多于男性。肩关节周围炎以肩关节活动时的疼痛和功能受限为主要临床表现，是肩关节周围软组织广泛粘连后形成瘢痕所造成的有自愈倾向的自限性疾病，病程从几个月到几年不等。该病常伴有肩袖损伤。为明确对该病病因病理和诊断治疗的认识，建议使用肱二头肌短头腱炎、肱二头肌长头腱炎、冈上肌止点腱炎、冈下肌止点腱炎、肩胛下肌止点腱炎、喙肩韧带损伤和肩峰下滑囊炎等疾病名称替代肩周炎疾病名称。

【应用解剖】

肩关节周围没有坚韧的韧带，依靠包围在其周围肌肉的肌腱来维护（图 10-1、图 10-2）。

1. 盂肱关节

盂肱关节由肩胛骨关节盂和肱骨头构成球窝关节，其外包裹关节囊。关节囊外层为纤维性关节囊，内侧附着于盂唇周围的关节盂缘，并延伸到喙突，包括肱二头肌长头附着处，外侧附着于肱骨关节边缘的解剖颈（其下内侧部除外）。关节囊内层为滑膜衬，覆于纤维性关节囊，此滑膜延续进入结节间沟并远达肱骨外科颈，肱二头肌长头腱从此滑膜鞘内穿过关节。

2. 喙肩韧带

喙肩韧带是肩关节主要韧带，连于喙突和肩峰之间牢固的三角形韧带，其尖

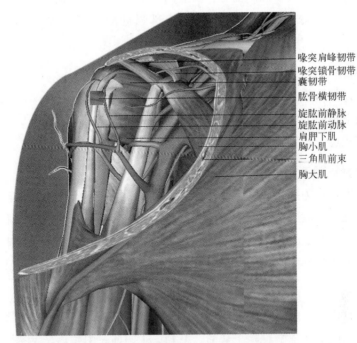

喙突肩峰韧带
喙突锁骨韧带
囊韧带
肱骨横韧带
旋肱前静脉
旋肱前动脉
肩胛下肌
胸小肌
三角肌前束
胸大肌

图 10-1 肩关节周围炎应用解剖正面观

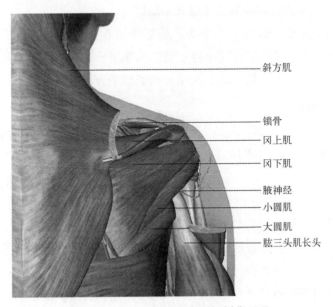

斜方肌

锁骨
冈上肌
冈下肌
腋神经
小圆肌
大圆肌
肱三头肌长头

图 10-2 肩关节周围炎应用解剖背面观

附着于肩峰之锁骨关节面的前方，其底附着于整个喙突外侧缘。与喙突和肩峰共同构成喙肩弓。喙肩韧带是盂肱关节上部强韧的屏障，防止肱骨头向内上方脱位。

3. 喙肱韧带

喙肱韧带为关节囊上部一宽阔增厚部分，位于喙肩韧带下方，起于喙突外侧缘，向前下经冈上肌腱及肩胛下肌腱之间，其纤维至关节囊并与大小结节间的肱骨横韧带相连。该韧带后下缘和关节囊融合。

4. 肱骨横韧带

肱骨横韧带为架于肱骨大、小结节之间的宽纤维束，上方附着于肱骨髁线。由肱骨横韧带、肱二头肌长头腱滑液鞘和肱骨结节间沟，共同围成肱骨结节间沟骨纤维管。由于肱骨横韧带的损伤，造成粘连、瘢痕和挛缩，引起肱二头肌腱在肱骨结节间沟骨纤维管内通行困难，造成肩关节功能障碍。

5. 肩袖

肩袖是由冈上肌腱、冈下肌腱、小圆肌腱和肩胛下肌腱在肩关节周围相互交织形成的半圆形的扁宽腱膜，从前、上和后牢固地衬附于肩关节囊外面，对稳定肩关节有重要意义。

6. 肱二头肌短头肌腱和肱二头肌长头肌腱

肱二头肌呈梭形，起端有两个头。肱二头肌长头以长腱起自肩胛骨盂上结节，通过肩关节囊，经结节间沟下降；肱二头肌短头起自肩胛骨喙突顶部，喙肱肌外上方，在肱骨下 1/3 处与肱二头肌长头肌腹融合，并以一腱止于桡骨粗隆。

7. 肩峰下滑囊

肩峰下滑囊，简称肩峰下囊，位于肩峰和冈上肌止点之间。肩峰下滑囊把肩峰下的冈上肌腱和三角肌分开。

【病因病理】

肩关节周围炎是在肩关节退行性变的基础上，肩部受到外伤或劳损后未能得到及时和完善的治疗，导致肩关节周围软组织形成广泛的粘连、瘢痕和挛缩，最终导致肩关节功能严重障碍，甚至引起关节强直。

肩关节周围炎的病理过程分为三期：①凝结期，为肩关节周围炎早期，此期病理变化主要为肩关节囊紧缩，关节囊下皱褶互相粘连而消失，肱二头肌长头腱与腱鞘之间有薄的粘连；②冻结期，肩关节囊严重紧缩，关节周围软组织均广泛粘连，出现瘢痕和挛缩；③解冻期，病程经历 7~12 个月后，炎症逐渐消退，疼痛逐渐消失，肩关节功能逐渐恢复。

【诊断要点】

1. 病史

发病年龄多在 50 岁左右，女性发病率高于男性，右肩多于左肩，多见于体力劳动者，多为慢性发病。

2. 症状

肩部持续酸痛，活动时疼痛加剧，肩关节活动受限制。

3. 体征

肱骨结节间沟、喙突、肱骨大、小结节、肩峰下滑囊等部位有压痛。肩关节活动度减少，肩部肌肉可萎缩。

4. 影像学检查

X 线或 CT 可排除感染和占位性病变，可见肩周软组织的钙化；高场强 MRI 可显示肱二头肌长头腱、短头腱和冈上肌腱等肩周软组织的异常信号。

5. 鉴别诊断

需排除肩关节骨折、脱位、占位和感染性疾病等；排除颈椎病等引起的肩部疼痛和功能障碍。

【通针治疗】

1. 体位

仰卧位或低头俯卧位。

2. 体表定位

（1）体表标志

1）肱骨大结节：在肱骨近端最外侧，于肩部突出，超过肩峰，形成肩部圆形轮廓。其上有三个平滑肌腱的压迹，最上部为冈上肌腱，中部为冈下肌腱，最下部为小圆肌腱。

2）肱骨小结节：在肱骨近端前方刚超过解剖颈处，有一光滑的肌肉压迹，在肩峰尖下方 3cm 处通过的三角肌可扪及。肩胛下肌腱附着于肱骨小结节。

3）肩胛骨喙突：喙突上有 6 个相关解剖结构。喙突顶外侧为肱二头肌短头腱起点；喙突顶内侧为喙肱肌腱起点；喙突内侧缘为胸小肌腱起点；喙突外缘为喙肩韧带及其下方喙肱韧带的起点；喙突上缘为喙锁韧带起点。

4）肩胛骨肩峰：肩峰以近直角度从肩胛冈外侧端突向前方。其前面有一朝向上内侧的小卵圆形关节面，与锁骨外侧端相关节。约 8.2% 的肩峰骨为游离的骨片，长度约为肩峰的 1/3。

（2）体表穿刺点：助手在术前做患者患侧病变部位紧张试验，复制出平时疼痛；术后即刻做患者患侧病变部位紧张试验，未能复制出平时疼痛，说明已解除挛缩的瘢痕组织对局部及周围神经的卡压。根据复制的疼痛症状、体征和影像资料等，选择下列体表穿刺点。

1）喙突顶下缘穿刺点：肱二头肌短头腱和喙肱肌附着的喙突顶下缘压痛点。

2）喙突外侧缘穿刺点：喙肩韧带和喙肱韧带附着的喙突外侧缘压痛点。

3）结节间沟穿刺点：跨越的结节间沟肱骨的肱骨横韧带压痛点。

4）肱骨大结节穿刺点：冈上肌腱附着的肱骨大结节最上面压痛点；冈下肌腱和小圆肌腱分别附着的肱骨大结节后面的中份和下份压痛点。

5）肱骨小结节穿刺点：肩胛下肌腱附着的肱骨小结节压痛点。

6）肩峰内侧缘前面穿刺点：喙肩韧带附着的肩峰内侧缘前面压痛点。

7）肩峰外侧缘下穿刺点：肩峰下囊所在的肩峰外侧缘下方压痛点。

3. 消毒

常规消毒铺巾。

4. 麻醉

用 1% 利多卡因局部浸润麻醉，每个治疗点注射 1mL。

5. 针具

Ⅰ型 4 号通针。

6. 通针针法

根据复制的疼痛症状、体征和影像资料等，选择如下通针针法：（图 10-3）

（1）喙突顶下缘通针针法：使通针的刀口线与肱二头肌短头腱长轴尽可能平行，通针体和人体冠状面尽可能垂直。将外套管针的针刀头经皮肤、皮下组织、筋膜达肩胛骨的喙突顶下缘。使用常用通针针法，将外套管针的针刀和圆钝针的针头分别在病变骨面及其上、下依次移动 1 个刀口线的距离做 3 次通针操作，以松解肱二头肌短头腱和喙肱肌起始腱附着处。

（2）喙突外侧缘通针针法：根据复制的疼痛症状、体征和影像资料等，使通针的刀口线与喙肩韧带或喙肱韧带尽可能平行，通针体和人体冠状面尽可能垂

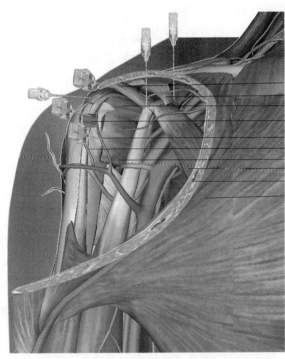

喙突肩峰韧带
喙突锁骨韧带
盂肱韧带
肱骨横韧带
旋肱前静脉
旋肱前动脉
肩胛下肌
胸小肌
三角肌前束
胸大肌

图 10-3 肩关节周围炎通针针法

直。将外套管针的针刀头经皮肤、皮下组织、筋膜达肩胛骨的喙突外侧缘。使用常用通针针法，将外套管针的针刀和圆钝针的针头分别在病变骨面及其上、下依次移动 1 个刀口线的距离做 3 次通针操作，以松解喙肩韧带和喙肱韧带附着处。

（3）结节间沟通针针法：使通针的刀口线与肱骨长轴尽可能平行，通针体和人体冠状面尽可能垂直。将外套管针的针刀头经皮肤、皮下组织、筋膜达肱骨结节间沟内侧唇或外侧唇。使用常用通针针法，将外套管针的针刀和圆钝针的针头分别在病变骨面及其上、下依次移动 1 个刀口线的距离做 3 次通针操作，以松解肱骨横韧带。

（4）肱骨大结节通针针法：冈上肌腱附着于肱骨大结节最上面；冈下肌腱和小圆肌腱分别附着于肱骨大结节后面的中份和下份。根据复制的疼痛症状、体征和影像资料等，使通针的刀口线与冈上肌腱或冈下肌腱或小圆肌腱长轴尽可能平行，通针体和皮面尽可能垂直。将外套管针的针刀头经皮肤、皮下组织、筋膜达病变骨面。使用常用通针针法，将外套管针的针刀和圆钝针的针头分别在病变骨面及其上、下依次移动 1 个刀口线的距离做 3 次通针操作，以松解各韧带或肌腱附着处。

（5）肱骨小结节通针针法：使通针的刀口线与肱骨长轴尽可能平行，通针体和人体冠状面尽可能垂直。将外套管针的针刀头经皮肤、皮下组织、筋膜达肱骨小结节。使用常用通针针法，将外套管针的针刀和圆钝针的针头分别在病变骨面及其上、下依次移动 1 个刀口线的距离做 3 次通针操作，以松解肩胛下肌止点腱附着处。

（6）肩峰内侧缘通针针法：使通针的刀口线与喙肩韧带外侧边尽可能平行，通针体和皮面尽可能垂直。将外套管针的针刀头经皮肤、皮下组织、筋膜达肩峰内侧缘前面。使用常用通针针法，将外套管针的针刀和圆钝针的针头分别在病变骨面及其上、下依次移动 1 个刀口线的距离做 3 次通针操作，以松解喙肩韧带附着处。

（7）肩峰外侧缘通针针法：使通针的刀口线与肱骨干长轴尽可能平行，通针体从外侧和人体矢状面尽可能垂直。将外套管针的针刀头经皮肤、皮下组织、筋膜达肩胛骨的肩峰外侧缘下方。使用常用通针针法，将外套管针的针刀和圆钝针的针头分别在病变骨面及其左、右依次移动 1 个刀口线的距离做 3 次通针操作，以松解肩峰下囊。

7. 注意事项

喙突下方有臂丛神经、腋动脉和腋静脉等重要组织。通针治疗时，通针的针刀头到达喙突后不要离开喙突骨面。建议通针的针刀头紧贴喙突骨面行通针针法。万一通针的针刀头到达喙突后又离开喙突骨面，出现落空感后立即停止进针，以免损伤喙突下方有臂丛神经、腋动脉和腋静脉等重要组织。

第二节　冈下肌起始腱慢性损伤

【概述】

冈下肌起始腱慢性损伤在临床较为常见，且损伤多位于该肌起始腱。本病大多由于上肢突然过度外展或内旋而遭受损伤。主要临床表现为局部疼痛和活动受限，可向臂外侧、前臂桡侧和手背侧放射。患者常诉在肩胛冈下有钻心样疼痛。

【应用解剖】

冈下肌起自冈下窝内 2/3 及冈下筋膜，止于肱骨大结节后面中份，是肩袖的组成部分。肩胛骨冈下窝常有变异，有的冈下窝骨面菲薄，有的冈下窝中间有空洞样缺损。冈下肌与肩胛骨背面之间没有滑囊，肩关节活动时，冈下肌纤维与肩胛骨背面直接发生摩擦，导致冈下肌起始腱慢性损伤。冈下肌受肩胛上神经支配。肩胛上神经来自臂丛 C5~C6 神经的锁骨上支。冈下肌的作用是使上臂外旋。（图 10-4）

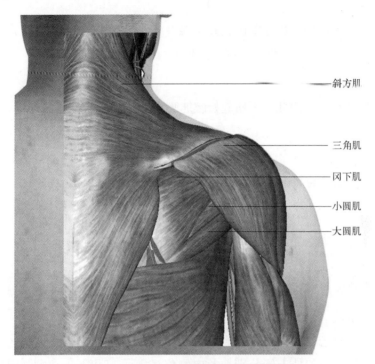

图 10-4　冈下肌起始腱慢性损伤应用解剖

【病因病理】

冈下肌大多由于上肢突然过度外展或内旋而遭受损伤，导致肩部生物力学平衡失调。损伤的软组织通过粘连、瘢痕和挛缩进行自我代偿和自我调节，或可刺激、卡压局部及周围神经或血管，引起软组织疼痛等系列症状和体征。冈下肌起始腱慢性损伤，慢性期疼痛较剧烈，其原因为肩胛上神经止于冈下窝，冈下肌起始部神经末梢较多，对疼痛较敏感。

【诊断要点】

1. 病史

本病有外伤史或劳损史。

2. 症状

肩后部持续酸痛，可以向肩前部和外侧放射，还可向前臂和手的桡侧放射，有时向项背部放射。患者常诉在肩胛冈下有钻心样疼痛，后伸摸背等活动受限。

3. 体征

患侧冈下窝内 2/3 处有压痛点并可触及条索状肿块，肩关节外旋活动度降低，被动肩关节内旋牵拉疼痛加剧，抗阻力肩外旋收缩试验阳性。

4. 影像学检查

高场强 MRI 显示患侧冈下肌起始腱筋膜局部可见异常信号。X 线和 CT 等检查排除其他疾病。

5. 鉴别诊断

排除颈椎病引起的肩痛、肩部骨折、肿瘤和内脏牵涉痛等疾病。

【通针治疗】

1. 体位

低头俯卧位，胸部垫枕。

2. 体表定位

（1）体表标志：肩胛骨位于背部外上方皮下，可以先摸到肩胛冈。从肩胛冈内侧端向外上侧和外下侧分别扪及内侧角（上角）和下角。肩胛冈外侧端为肩峰，是肩部的最高点。肩胛冈和肩胛骨脊柱缘和腋缘组成的三角形为骨面保护的背部安全治疗区，需要全面触诊和注意进针深度，以防先天性骨质缺损等解剖变异所造成胸膜损伤等意外。两侧肩胛冈内侧端的连线平对第 3 胸椎棘突；两侧肩胛骨的内侧角连线平对第 2 胸椎棘突；两侧肩胛骨的下角连线平对第 7 胸椎棘突。

（2）体表穿刺点：助手在术前做患者患侧冈下肌紧张试验，复制出平时疼痛；术后即刻做患侧冈下肌紧张试验，未能复制出平时疼痛，说明已解除挛缩的瘢痕组织对局部及周围神经的卡压。根据复制的疼痛症状、压痛点体征和影像资料，选择冈下窝压痛点内侧为穿刺点。如果患者同时有肩胛骨外侧缘上段有压痛点，也可以选择治疗小圆肌起始腱损伤的肩胛骨外侧缘上段压痛点为穿刺点。

3. 消毒

常规消毒铺巾。

4. 麻醉

用1%利多卡因局部浸润麻醉，每个治疗点注射1mL。

5. 针具

Ⅰ型4号通针。

6. 通针针法（图10-5）

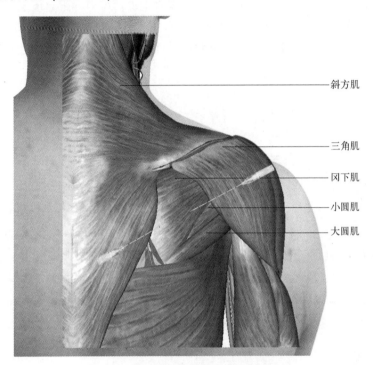

斜方肌

三角肌

冈下肌

小圆肌

大圆肌

图10-5　冈下肌起始腱慢性损伤通针针法

（1）冈下窝压痛点内侧穿刺点通针针法：使通针的刀口线与冈下肌长轴尽可能平行，通针针身与皮肤垂直，将外套管针的针刀头经皮肤运行至皮下组织后，将通针针柄压向对侧肩胛骨下角，使通针针身和治疗部位的冈下肌长轴尽可能平行，将外套管针的针刀和圆钝针的针头分别在压痛点下方的冈下窝背面骨面及其左、右依次移动1个刀口线的距离做3次通针操作。

（2）肩胛骨外侧缘上段通针针法：使通针的刀口线与冈下肌长轴尽可能平行，通针针身与皮肤垂直，将外套管针的针刀头经皮肤、皮下组织、筋膜达肩胛骨外侧缘上段的骨面，再使通针针身倾斜和冈下肌长轴尽可能平行，将外套管针的针刀和圆钝针的针头分别在压痛点下方的冈下窝背面骨面及其左、右依次移动1个刀口线的距离做3次通针操作。

如果肩胛骨冈下窝中间有空洞样缺损等变异，按照传统针法：针身在冈下窝处与皮肤垂直，针头的运针方向直指胸膜，针头就有可能损伤胸膜等重要脏器；而通针针法的针头在肩胛骨背面与肩胛骨冈下窝平行运针，运针方向和路径均在肩胛骨的背面，避免了损伤胸膜等重要脏器的可能性。

7. 注意事项

对肥胖者，在确定肩胛骨困难时，让患者上下活动肩关节，医生用拇指先摸到肩胛冈，然后向上寻找到肩胛骨的肩胛冈和肩胛骨脊缘和腋缘。通针治疗时，芯针针头应一直在骨面上进行，不可脱离骨面，否则可能引起创伤性气胸。

【术后手法】

术后即刻行冈下肌牵拉术。

第三节　肱骨外上髁炎

【概述】

本病俗称网球肘，是以肘外侧疼痛和伸腕运动障碍为主的综合征。网球、羽毛球和长时间手工劳动等长期反复用力做肘部的伸腕活动者好发本病。男女患病率比例约 1∶3，以右侧肘部多见。本病初发且症状较轻者，经过局部制动、热敷理疗或类固醇药物注射等可缓解症状。如果不能缓解症状，或者病程较长者，宜行通针治疗。

【应用解剖】

肱骨外上髁为肱骨下端的外侧不规则的嵴性突起，位于肱骨下端的外侧、桡骨小头的外上方，按照解剖体位略转向前方。其与内上髁不在一条水平线上，而略高于内上髁。外上髁未包于关节囊内。其前外侧有一浅压迹，为前臂伸肌总腱经过的压迹。桡侧腕长伸肌腱起于肱骨外侧髁上嵴的远侧 1/3；桡侧腕短伸肌与指伸肌、小指伸肌、尺侧腕伸肌腱，以伸肌总腱起于肱骨外上髁；肘肌以单独的肌腱起于肱骨外上髁后面；旋后肌作为前臂深层伸肌，比前面提到的前臂浅层伸肌深一层，其一部分肌腱起于肱骨外上髁。肱骨外上髁的下部还有桡侧副韧带的起始部，并与桡侧腕短伸肌起始腱的纤维交织在一起。肱骨外上髁处由桡神经支配。（图 10-6）

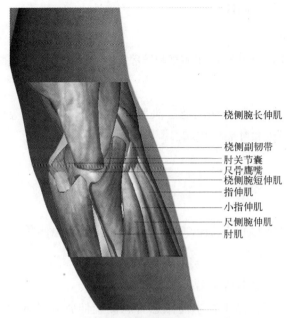

桡侧腕长伸肌

桡侧副韧带
肘关节囊
尺骨鹰嘴
桡侧腕短伸肌
指伸肌
小指伸肌
尺侧腕伸肌
肘肌

图 10-6 肱骨外上髁炎应用解剖

【病因病理】

肘部的伸腕活动引起肘部急性损伤或慢性劳损，导致肘部生物力学平衡失调。损伤的软组织通过粘连、瘢痕和挛缩进行自我代偿和自我调节，或可刺激、卡压局部及周围神经或血管，引起肘外侧疼痛和运动障碍等临床表现。

病理改变为肱骨外上髁骨膜炎、前臂伸肌总腱下滑囊炎、肱桡关节滑膜炎、桡侧副韧带和桡骨头环状韧带退行性变、桡神经分支和前臂外侧皮神经分支神经炎，以及上述局部的瘢痕组织形成等。

【诊断要点】

1. 病史

本病有外伤史或劳损史。

2. 症状

肘外侧持续酸痛和伸腕运动障碍，可沿桡侧向前臂和腕部放射。患者常诉伸腕用力和受凉时，疼痛加剧，在休息和保暖后缓解。

3. 体征

患侧肱骨外上髁有压痛点，Mill 征（腕伸肌紧张试验）阳性；前臂旋前位时，抗阻力腕背伸试验阳性。

4. 影像学检查

高场强 MRI 显示患侧局部可见不规则异常信号。X 线和 CT 等检查排除其他疾病。

5. 鉴别诊断

排除颈椎病、靠近肘外侧的肱三头肌和冈下肌慢性损伤等引起的肘部放射痛、肘部骨折、脱位和肿瘤等疾病。

【通针治疗】

1. 体位

仰卧位，将患者肘关节屈曲 90°且手背朝上平放于患侧臀下。

2. 体表定位

（1）体表标志：肱骨外上髁、鹰嘴和桡骨小头。

（2）体表穿刺点：助手在术前做患者患侧腕伸肌紧张试验，复制出平时疼痛；术后即刻做患者患侧腕伸肌紧张试验，未能复制出平时疼痛，说明已解除挛缩的瘢痕组织对局部及周围神经的卡压。根据复制的疼痛症状、压痛点体征和影像资料，选择肱骨外上髁前外侧压迹的压痛点近侧为进针点。

3. 消毒

常规消毒铺巾。

4. 麻醉

用 1%利多卡因局部浸润麻醉，每个治疗点注射 1mL。

5. 针具

Ⅰ型 4 号通针。

6. 通针针法

以斜刺角度将外套管针的针刀头经皮肤、皮下组织、筋膜达肱骨外上髁前外侧压迹。再使通针的刀口线与患者治疗点皮面尽可能垂直，通针针身和前臂伸肌总腱长轴尽可能平行。使用常用通针针法，将外套管针的针刀和圆钝针的针头分别在病变骨面及其左、右依次移动 1 个刀口线的距离做 3 次通针操作。（图 10-7）

7. 注意事项

桡神经在肱骨外上髁前方分为浅、深两支，肱深动脉与桡侧返动脉的吻合支位于外侧肌间隔与肱肌之间。芯针针头不要越过肱骨外上髁前方损伤神经和血管。

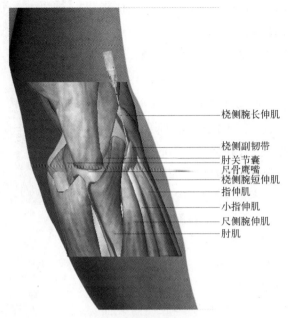

图 10-7　肱骨外上髁炎通针针法

桡侧腕长伸肌

桡侧副韧带
肘关节囊
尺骨鹰嘴
桡侧腕短伸肌
指伸肌
小指伸肌
尺侧腕伸肌
肘肌

【术后手法】

术者术后即刻左手托住患者患肘，并用拇指用力按压患者治疗部位，然后用右手再伸直患者肘关节行前臂伸肌牵拉术。

第四节　桡骨茎突狭窄性腱鞘炎

【概述】

桡骨茎突狭窄性腱鞘炎是以腕桡侧疼痛和桡侧展腕运动障碍为主的综合征。长期桡侧展腕运动者，如长时间抱小孩者好发本病，女性多于男性。本病初发且症状较轻者，经过局部制动、热敷理疗或类固醇药物注射等可缓解症状。如果不能缓解症状，或者病程较长者，宜行通针治疗。

【应用解剖】

1. 桡骨茎突

桡骨茎突为桡骨下端粗糙外侧面向远侧延伸的锥形隆起。茎突基底稍上方有肱桡肌附着，茎突末端有桡侧副韧带附着。在桡骨茎突的外侧，有两条浅沟，拇长展肌腱及拇短伸肌腱一起经此沟外面的骨纤维性腱管到达拇指，腕背韧带附着于桡骨下端的外侧缘及桡骨茎突。（图10-8）

2. 桡骨茎突部的肌腱和韧带

（1）拇长展肌腱：位于桡骨茎突部位肱桡肌的浅面。拇长展肌起于尺骨和桡骨中部的背面及两者之间的骨间膜，在近腕关节处移行为腱性部，与拇短伸肌腱一起经桡骨茎突外侧的骨纤维性腱管，肌腱再分两束分止于第1掌骨底的桡侧面和大多角骨。

（2）拇短伸肌腱：位于桡骨茎突部位肱桡肌的浅面和拇长展肌腱的手内侧，与拇长展肌腱并行。拇短伸肌起于桡骨背面及其附近骨膜，在前臂远端拇短伸肌腱和拇长展肌腱经肱桡肌表面穿过伸肌支持带深面和最外侧单独的伸肌鞘，止于拇指近指节骨底的背外侧。

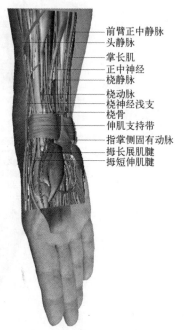

前臂正中静脉
头静脉
掌长肌
正中神经
桡静脉
桡动脉
桡神经浅支
桡骨
伸肌支持带
指掌侧固有动脉
拇长展肌腱
拇短伸肌腱

图10-8 桡骨茎突狭窄性腱鞘炎应用解剖

（3）伸肌支持带：前臂筋膜远端腕关节附近增厚，手背侧形成伸肌支持带（又称腕背侧韧带），手掌侧形成掌浅横韧带和深面的屈肌支持带。

3. 鼻烟窝区

鼻烟窝为充分伸拇指时拇短伸肌腱和拇长伸肌腱之间三角形的凹陷或窝。鼻烟窝的近侧界为桡骨茎突；鼻烟窝的桡侧界为拇短伸肌腱；鼻烟窝的尺侧界为拇长伸肌腱；鼻烟窝的底部由近到远，依次为桡骨茎突尖、手舟骨、大多角骨及第1掌骨底。桡动脉在分出腕掌侧支后从腕前方行经鼻烟窝底部。桡骨茎突背面稍上方，有桡神经浅支从皮下走向手背桡侧皮下。

【病因病理】

在桡骨茎突的外侧，有两条浅沟，沟面又覆盖着伸肌支持带，拇长展肌腱及拇短伸肌腱一起经此沟外面的骨纤维性腱管到达拇指。拇长展肌腱和拇短伸肌腱外还有一腱鞘，通常两肌腱只能紧密地通过这一坚韧的腱鞘。腕部的桡侧外展活动引起腕部急性损伤或慢性劳损，导致腕部生物力学平衡失调。损伤的软组织通过粘连、瘢痕和挛缩进行自我代偿和自我调节，或可刺激、卡压局部及周围神经或血管，引起腕桡侧疼痛和桡侧展腕运动障碍等临床表现。

病理改变为腱鞘组织纤维轻度撕裂、破裂，产生渗出、水肿等炎症样改变。在水肿吸收和修复过程中，腱鞘内壁不断瘢痕增厚而引起腱鞘管腔狭窄，使两肌腱受挤压和粘连。日久引起肌腱增生、肥厚，发生纤维样变。腱鞘周围组织充血水肿，局部的神经也产生炎症样改变。

【诊断要点】

1. 病史
本病有长期从事托举小孩等桡侧展腕运动的外伤史或劳损史。

2. 症状
腕桡侧持续酸痛和桡侧展腕运动障碍。疼痛可向前臂和拇指放射，严重者可放射至肩、臂和全手。患者常诉伸腕用力和受凉时疼痛加剧，在休息和保暖后缓解。

3. 体征
患侧桡骨茎突有压痛，抗阻力腕桡侧外展试验阳性，握拳尺偏试验阳性。

4. 影像学检查
高场强 MRI 显示患侧局部可见不规则异常信号。X 线和 CT 等检查排除其他疾病。

5. 鉴别诊断
排除颈椎病和肩胛下肌损伤等引起的腕部放射痛、腕部骨折、脱位和肿瘤等疾病。

【通针治疗】

1. 体位
仰卧位，将患侧拇指朝上、腕伸直、拇外展且充分伸直。

2. 体表定位
（1）体表标志：桡骨茎突、鼻烟窝、拇长展肌腱及拇短伸肌腱。
（2）体表穿刺点：助手在术前做患者患侧握拳尺偏试验，复制出平时疼痛；术后即刻做患者患侧握拳尺偏试验，未能复制出平时疼痛，说明已解除挛缩的瘢痕组织对局部及周围神经的卡压。根据复制的疼痛症状、压痛点体征和影像资料，选择桡骨茎突的压痛点近侧为进针点。

3. 消毒
常规消毒铺巾。

4. 麻醉

用1%利多卡因局部浸润麻醉，每个治疗点注射1mL。

5. 针具

Ⅰ型4号通针。

6. 通针针法

按照常用通针针法，以斜刺角度将外套管针的针刀头经皮肤、皮下组织达拇长展肌腱和拇短伸肌腱在桡骨茎突外侧的浅沟之间。再使通针的刀口线与患者治疗点皮面尽可能垂直，通针针身和前臂长轴尽可能平行。使用常用通针针法，将外套管针的针刀和圆钝针的针头分别在病变骨面作1次通针操作，以松解拇长展肌腱及拇短伸肌腱外面的骨纤维性腱管。（图10-9）

7. 注意事项

将外套管针的针刀头在拇长展肌腱和拇短伸肌腱在桡骨茎突外侧浅沟之间运行，避免针刀头越过拇短伸肌腱进入鼻烟窝，损伤桡动脉和桡神经浅支。

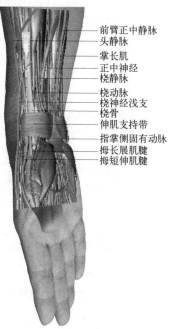

前臂正中静脉
头静脉
掌长肌
正中神经
桡静脉
桡动脉
桡神经浅支
桡骨
伸肌支持带
指掌侧固有动脉
拇长展肌腱
拇短伸肌腱

图10-9　桡骨茎突狭窄性腱鞘炎通针针法

【术后手法】

术者术后即刻双手握住患者患侧手掌3次，做充分的上下握手动作，行拇长展肌及拇短伸肌牵拉术。

第五节　屈指肌腱鞘炎

【概述】

屈指肌腱鞘炎，又称弹响指、扳机指，因该病后期患指出现弹响和扳机动作得名。该病以患指掌骨头掌侧持续性酸痛、压痛和患指伸屈活动受限等为临床表现。该病在临床上的患病率较高，多发于长期从事手工操作者，以拇指最为常见，其次为中指和无名指。

【应用解剖】

每个手指都有一个从掌中部延伸到远节指骨的骨腱膜管。其中，屈指肌腱鞘包绕指浅屈肌腱和指深屈肌腱，近侧止于掌指关节近侧2cm，远侧止于远节指骨底（图10-10）。此腱鞘由外层纤维鞘及内层滑膜鞘组成。

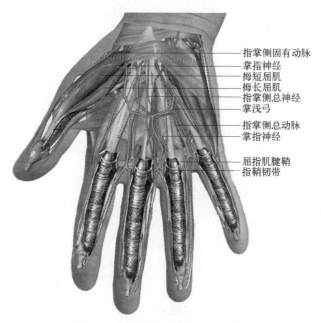

图10-10　屈指肌腱鞘炎应用解剖

腱纤维鞘是由掌侧深筋膜增厚所形成的管道，附着于指骨及其关节的两侧，对肌腱起着固定和保护作用。其中增厚的腱鞘纤维带，称作滑车。掌骨头处的滑车，又称为指鞘韧带。第2~5指的指鞘韧带长4~6mm，厚约1mm，拇指的指鞘韧带略有增厚。

肌腱滑膜鞘是包绕肌腱的双层套管状的滑膜鞘，分脏层和壁层。脏层包绕肌腱，壁层紧贴腱纤维鞘的内侧面。滑膜鞘起着制造和调节滑液，以及具有吸收、吞噬作用。

正中神经出腕管后，在掌部先分成桡侧和尺侧两股。正中神经桡侧股桡侧在屈肌支持带远侧缘发出鱼际支，进入鱼际肌肌腹，支配拇短展肌、拇对掌肌和拇短屈肌浅头；桡侧股中份发出拇指掌侧固有神经，支配拇指掌侧皮肤；桡侧股尺侧发出示指桡掌侧固有神经，支配示指桡侧皮肤感觉，还发出肌支支配第1蚓状肌。正中神经尺侧股发出第2和第3指掌侧总神经。第2指掌侧总神经在第2~3掌骨间隙内走行，发出1~2支支配第2蚓状肌并发出关节支，主干在深横韧带处分成两根指掌侧固有神经至示中指相邻面并直达指尖；第 3 指掌侧总神经向尺侧走行，越过中指屈指肌腱的表面，沿第 3、4 掌骨间隙远行，在深横韧带处分成两根指掌侧固有神经至中环指相邻面并直达指尖。指掌侧固有神经支配手指掌侧和手指末节背面皮肤感觉。

桡神经浅终支于肱桡肌腱的深面绕过桡骨外侧进入手背区，穿出深筋膜，与头静脉伴行，先分成 2 束后，再分成 4~5 指背神经，支配手背桡侧半和桡侧 2 个半手指背侧皮肤感觉（除正中神经分布区）。

尺神经在腕上 5~6cm 处分出手背支，支配手背尺侧半和尺侧 2 个半手指。尺神经在前臂中下份发出掌皮支，以支配手掌尺侧 1/3 皮肤。尺神经主干从豌豆骨的桡侧通过尺神经管，并分成浅支和深支：浅支靠桡掌侧，发出掌短肌运动支外，还发出第 4 指掌侧总神经和小指尺掌侧固有神经，支配环小指相对面和小指尺侧皮肤感觉；深支为运动支，位于尺背侧，与尺动脉伴行，沿途发出肌支支配小鱼际肌、全部骨间肌和第 3、4 蚓状肌，最后发出分支支配拇内收肌和拇短屈深头。

掌浅弓主要由尺动脉末段参加吻合而成。尺动脉与尺神经一起进入手掌，开始位于屈肌支持带前面和豌豆骨外侧，行至钩骨钩内侧，然后弯曲呈弓状。弓的最顶点体表投影位于第 3 掌骨和掌近侧横纹的交点。桡动脉的掌浅支为组成掌浅弓的桡侧部分，其体表投影为第 2 掌骨底桡侧到桡骨茎突的连线。掌浅弓一般被掌短肌和掌腱膜覆盖，并位于小指屈肌、正中神经分支、指长屈肌腱和蚓状肌的浅面。约 1/3 的掌浅弓仅有尺动脉单独构成；1/3 以上的掌浅弓由尺动脉与桡动脉的掌浅支联合构成；1/3 的掌浅弓是借桡动脉的示指桡侧动脉、拇主要动脉的分支或正中动脉与尺动脉吻合构成。掌浅弓突面发出 3 条指掌侧总动脉经 2~5 掌骨间（第 4 条指掌侧总动脉跨越第 5 掌骨），至指蹼处，与来自掌深弓的掌心动脉吻合后，各分成两支掌侧固有动脉沿尺侧 4 指的相邻缘、指神经的背侧向远侧走行。掌浅弓突面发出第 4 条指掌侧总动脉跨越第 5 掌骨至第 5 指尺侧。

掌深弓由桡动脉终支与尺动脉掌深支吻合而成。它横过掌骨底部和骨间肌表面，被拇收肌斜头、屈指肌腱、蚓状肌覆盖。掌深弓投影于钩骨钩远侧 4cm 的一条横线，约在掌浅弓近侧 1cm 处。桡动脉的终支为掌深弓的桡侧部分，其体表投影为第 1 掌骨底尺侧到桡骨茎突的连线。掌深弓发出掌心动脉、穿支和返支 3 种分支。3 条掌心动脉在第 2~4 掌骨间、骨间肌表面向远侧走行至 2~5 指蹼处时，与指掌侧总动脉相连接交通，并发出营养支分布于内侧 4 掌骨。3 条掌心动脉和掌深弓发出的第 4 条掌心动脉均越过掌骨的中线向尺侧走行到近节的指骨底尺侧。

拇主要动脉为桡动脉转入手掌时发出的分支，在第 1 掌骨掌面、拇收肌斜头下方、第 1 骨间掌侧肌外侧下行，在第 1 掌骨头近侧、拇长屈肌腱深面分成两支，行于拇收肌斜头止点的内、外侧，并沿拇指两侧缘走行。

【病因病理】

与掌骨头相对应的环形腱鞘纤维带（指鞘韧带）较厚，构成相对狭窄的骨-纤维管。屈指肌腱的慢性损伤后，引起腕、手关节生物力学平衡失调。损伤的软组织通过粘连、瘢痕和挛缩进行自我代偿和自我调节，或加剧了骨-纤维管对屈指肌腱的刺激、卡压，引起相应的临床症状。因屈指肌腱和腱鞘都有水肿、增生和粘连，使得相对狭窄的骨-纤维管更加狭窄，压迫已水肿的屈指肌腱成葫芦状，阻碍屈指肌腱的滑动。水肿成葫芦状的屈指肌腱强行通过骨-纤维管时产生疼痛、弹响和扳机动作。

【诊断要点】

1. 病史
本病有手部劳损病史，多见于长期从事手工操作者，好发于拇指、中指、无名指。

2. 症状
患指掌骨头掌侧持续性酸痛，可放射至手腕和手指远侧，可产生扳机样动作和弹响。严重者，患指伸屈活动受限，不能屈曲或交锁于屈曲位不能伸直。

3. 体征
患指掌骨头掌侧皮下触及一结节，随手指屈伸时滑动和弹响，有压痛。严重者，患指被动伸屈活动受限，不能屈曲或交锁于屈曲位不能伸直。

4. 影像学检查
高场强 MRI 显示患指局部可见不规则异常信号。X 线和 CT 等检查排除其他疾病。

5. 鉴别诊断
排除痛风性关节炎、类风湿性关节炎、手部骨折、脱位等疾病。

【通针治疗】

1. 体位
仰卧位，将患侧手掌朝上、腕伸直、拇外展、各手指充分伸直。

2. 体表定位
（1）体表标志：掌远侧横纹、掌近侧横纹、掌骨头及其掌侧面尺侧和桡侧关节隆起。

（2）体表穿刺点：术者做患者患指屈伸试验，复制出平时疼痛；术后即刻做患者患指屈伸试验，未能复制出平时疼痛、弹响和扳机动作消失，说明已解除屈指肌腱鞘对屈指肌腱的卡压。根据复制的疼痛症状、压痛点体征和影像资料，选择掌骨头掌侧面或其尺侧和桡侧关节隆起之间压痛点近侧为进针点。

3. 消毒

常规消毒铺巾。

4. 麻醉

用1%利多卡因局部浸润麻醉，每个治疗点注射1mL。

5. 针具

Ⅰ型4号通针。

6. 通针针法

按照常用通针针法。以斜刺角度，将外套管针的针刀头经皮肤、皮下组织达患指掌骨头掌侧压痛点下的指鞘韧带；再使通针的刀口线与患者治疗点皮面尽可能垂直，通针针身尽量和患指关节的掌骨长轴尽可能平行。使用常用通针针法，将外套管针的针刀和圆钝针的针头分别在病变指鞘韧带做3次通针操作，以松解患指的指鞘韧带。（图10-11）

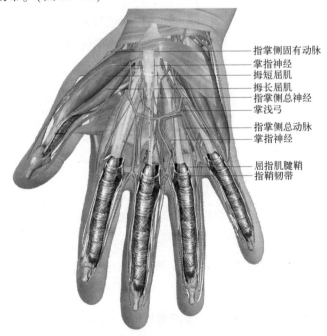

图 10-11　屈指肌腱鞘炎通针针法

7. 注意事项

将外套管针的针刀头在患指掌骨头掌侧面压痛点下腱鞘浅面的指鞘韧带，不深及屈肌腱和骨面；同时避免针刀头越过患指掌骨头掌侧面的关节隆起，以防损伤掌指神经、掌心动脉和指掌侧总动脉等。

【术后手法】

术者术后即刻左手托住患者患侧手腕，右手拇指给患者患指做 3 次充分的屈伸动作，右手其余 4 指顶住患者患侧手背行屈指肌腱牵拉术。

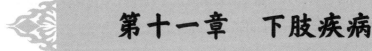

第十一章　下肢疾病

第一节　膝关节骨性关节炎

【概述】

膝关节骨性关节炎，又称膝关节增生性关节炎。以往医学认为，该病是由于膝关节的慢性损伤等引起膝关节软骨变性、丢失，以及关节边缘和软骨下骨增生，导致膝关节疼痛和活动障碍的慢性关节炎疾病。膝关节骨性关节炎是膝关节炎症中最常见的病因，中老年人常见。在 60 岁以上的人群中，50%在 X 线上有膝关节骨性关节炎表现，其中 35%~50%有临床表现。西医学认为，该病主要病因为膝关节周围软组织损伤，膝关节增生为膝关节周围软组织损伤的结果和影像学表现。建议使用髌内侧支持带损伤、髌外侧支持带损伤、髌周滑囊炎、髌下脂肪垫损伤、膝外侧副韧带损伤、膝内侧副韧带损伤和腓肠肌起始腱慢性损伤等疾病名称替代膝关节骨性关节炎疾病名称，以免误导后学者对该病病因病理和诊断治疗的认识。

【应用解剖】

膝关节骨性关节炎应用解剖见图 11-1 和图 11-2。

1. 骨骼

膝关节是全身最大的关节，也是复合关节。尽管膝关节为一个关节腔，仍可以被看成由位于股骨和胫骨之间的两个髁状关节和位于股骨和髌骨之间的鞍状关节组成，各关节面均覆盖关节软骨。

2. 软组织

关节囊

（1）纤维囊：外层的纤维囊复杂，有的部分薄弱，有的部分由邻近韧带的

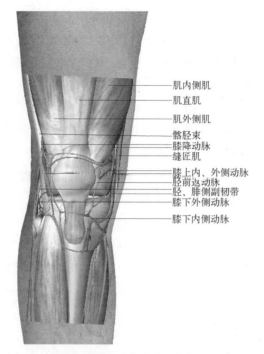

肌内侧肌
肌直肌
肌外侧肌
髂胫束
膝降动脉
缝匠肌
膝上内、外侧动脉
胫前返动脉
胫、腓侧副韧带
膝下外侧动脉
膝下内侧动脉

图 11-1　膝关节骨性关节炎应用解剖正面观

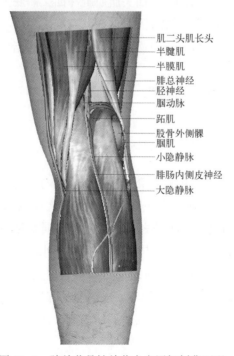

肌二头肌长头
半腱肌
半膜肌
腓总神经
胫神经
腘动脉
跖肌
股骨外侧髁
腘肌
小隐静脉
腓肠内侧皮神经
大隐静脉

图 11-2　膝关节骨性关节炎应用解剖背面观

延伸部加强。纤维囊后部上方附着于股骨和髁间窝的后缘，下方附着于胫骨髁和髁间区的后缘；纤维囊内侧部附着于股骨和胫骨髁关节面内侧，与胫侧副韧带愈合；纤维囊外侧部占腘肌上方附着于股骨，向下越过腘肌腱至胫骨和腓骨头；纤维囊前部与股内侧肌和股外侧肌的肌腱愈合，附着于髌骨边缘和髌韧带，向下至胫骨髁，形成髌内、外侧支持带。

（2）滑膜囊：膝关节的滑膜是全身关节中最宽阔和最复杂的。

在髌骨两侧，滑膜伸入股内侧肌和股外侧肌腱膜下，伸入内侧者尤深。膝关节屈曲位伸直时，股内侧肌和股外侧肌腱对滑膜的损伤较大，常引起滑膜炎，成为膝关节骨性关节炎膝前疼痛最常见的病因。

在髌骨下方的滑膜覆盖于髌下脂肪垫表面，伸入关节内形成两条翼状襞，并向后汇合成一条髌下襞向后附着于股骨髁间窝。髌下脂肪垫位于髌骨下方滑膜和髌韧带之间，可以缓解髌韧带对髌骨下方滑膜的压力和摩擦，特别在膝关节屈曲位伸直膝关节时作用明显。伸入关节的滑膜具有绒毛，分泌很多滑液。脂肪垫受损后引起髌骨下方的滑膜炎，形成膝关节积液。

常见的滑膜囊有：

A. 膝关节前侧滑囊

髌上囊：位于膝关节前侧，股四头肌肌腱深面，髌底上方，为膝部最大的滑膜囊。髌上囊在发育期与关节腔分隔，但在发育期之后就与膝关节腔相通，而被视为膝关节滑膜腔的一部分。该滑囊与股骨之间有一层脂肪，可避免髌上囊与股骨粘连。

髌前皮下囊：位于膝关节前侧，在髌骨下半、髌韧带上半与皮肤之间，位于深层皮下组织内。

髌下浅囊：位于膝关节前侧，介于皮肤与髌韧带、胫骨结节之间，可与髌前皮下囊相通。

髌下深囊：位于膝关节前侧，介于髌韧带深面与胫骨上端前面之间。

B. 膝关节外侧滑囊：腓肠肌外侧头与纤维囊之间的滑膜囊（有时与关节腔相通）；腓侧副韧带与股二头肌腱之间的滑膜囊；腘肌腱与股骨外侧髁之间的滑膜囊（常与关节腔相通）；腘肌腱与腓侧副韧带之间的滑膜囊。

C. 膝关节内侧滑囊：腓肠肌内侧头与纤维囊之间的滑膜囊（常与关节腔相通）；胫侧副韧带与缝匠肌腱、股薄肌腱、半腱肌腱之间的滑囊；胫侧副韧带深面滑膜囊；半膜肌囊：位于半膜肌与腓肠肌内侧头浅部之间。

D. 膝关节后侧滑囊变异较多

腓肠肌外侧头和内侧头肌腱下滑囊：受异常的腓肠肌生物力学作用，产生滑囊炎，导致患侧股骨外侧髁的后上方外侧或股骨内侧髁后上部的疼痛和踝跖屈肌力减弱。以腓肠肌外侧头最为常见。

腘肌腱囊：与膝关节外髁腔相通，位于腘肌腱和外侧半月板、胫骨外侧髁、胫腓近侧关节之间，能减缓腘肌腱和其他坚硬结构间的摩擦及撞击。有时该囊与胫腓近侧关节相通，从而使膝关节腔也与胫腓近侧关节相交通。腘肌作为完全伸直位的膝关节开始屈膝时"解开"关节的"始动肌"，常发生异常的生物力学作用，产生腘肌腱下滑膜囊的无菌性炎症，导致患侧股骨外侧髁的外侧面沟的疼痛、小腿内旋和完全伸直位的膝关节开始屈膝时"解开"关节的功能障碍。

2. 韧带

（1）髌韧带：为股四头肌腱的中央部纤维束，它在近端起于髌骨下极，在远端止于胫骨结节，其位于髌骨前面的浅层纤维与股四头肌的肌腱纤维相连续。

（2）胫侧副韧带：扁宽呈带状，起自股骨内侧髁的收肌结节下方，止于胫骨内侧髁内侧，可加强和保护膝关节内侧部。

（3）腓侧副韧带：起自股骨外上髁腘肌沟的上方，止于腓骨头尖部的前方，可加强和保护膝关节外侧部。

3. 重要辅助结构

膝关节后侧的腘窝中，腘动脉的后内侧或内侧为腘静脉，二者后方为胫神经。膝关节的后外侧有腓总神经，位于股二头肌的外侧。膝关节的支配神经和营养血管如下。

（1）神经：支配膝关节的神经来自闭孔神经、股神经、胫神经和腓总神经。

（2）血管：营养膝关节的动脉，有股动脉的分支膝降动脉；腘动脉的分支，为膝上动脉、膝中动脉和膝下动脉；胫前动脉的分支，为胫前、胫后返动脉，以及旋腓骨动脉和旋股外侧动脉的降支。

【病因病理】

膝关节骨性关节炎的主要病因，为膝关节周围软组织损伤。外力损伤和积累劳损等各种致病因素引起人体生物力学系统受力异常，使人体生物力学系统组成部分的形态结构发生改变，失去正常的生物力学平衡，在膝关节内产生高应力点。滑膜、韧带和关节囊等膝关节周围软组织损伤后，产生无菌性炎症反应，损伤部位软组织形成的粘连、瘢痕和挛缩，刺激了周围的神经组织，引起疼痛和功能障碍，作为重要的病理因素，形成了一个新的疾病——膝关节骨性关节炎。

【诊断要点】

1. 近 1 个月内反复膝关节持续酸痛。

2. X 线片（站立或负重位）示关节间隙变窄、软骨下骨硬化和（或）囊性变、关节缘骨赘形成。

3. 关节液（至少 2 次）清亮、黏稠，WBC<2000/mL。

4. 中老年患者（≥40 岁）。

5. 晨僵≤30 分钟。

6. 活动时有骨擦音（感）。

综合临床、实验室及 X 线检查，符合 1+2 条或 1+3+5+6 条或 1+4+5+6 条，可诊断膝关节骨性关节炎。

【通针治疗】

1. 体位

常规仰卧位或俯卧位（俯卧位时会在通针针法中注明）。

2. 体表定位

（1）体表标志：髌骨、髌韧带、胫骨粗隆、股骨外侧髁、股骨内侧髁、收肌结节、胫骨外侧髁、胫骨内侧髁以及腘窝的上外侧界（股二头肌腱）、上内侧界（股薄肌腱、半膜肌腱、半腱肌腱）、下外侧界和下内侧界（腓肠肌内侧头和外侧头）。

（2）体表穿刺点：助手在术前做患者患侧病变部位紧张试验，复制出平时疼痛；术后即刻做患者患侧病变部位紧张试验，未能复制出平时疼痛，说明已解除挛缩的瘢痕组织对局部及周围神经的卡压。根据复制的疼痛症状、体征和影像资料等，选择髌上内侧穿刺点、髌上外侧穿刺点、胫骨粗隆内侧穿刺点、胫骨粗隆外侧穿刺点、股骨内上髁穿刺点（股骨内侧髁内侧面的顶端）、股骨内侧髁后上方穿刺点（大收肌结节的内侧）和股骨外上髁穿刺点（股骨外侧髁外侧面的顶端）、股骨外上髁后上方穿刺点。

3. 消毒

常规消毒铺巾。

4. 麻醉

用 1% 利多卡因局部浸润麻醉，每个治疗点注射 1mL。

5. 针具

Ⅰ型 4 号通针。

6. 通针针法（图11-3、图11-4）

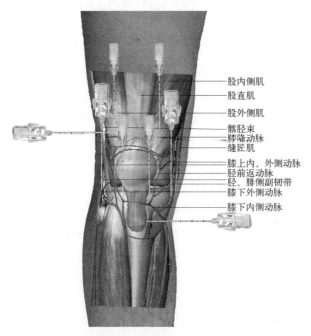

股内侧肌
股直肌
股外侧肌
髂胫束
膝降动脉
缝匠肌
膝上内、外侧动脉
胫前返动脉
胫、腓侧副韧带
膝下外侧动脉
膝下内侧动脉

图 11-3　膝关节骨性关节炎通针针法正面观

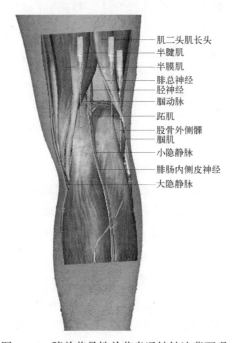

肌二头肌长头
半腱肌
半膜肌
腓总神经
胫神经
腘动脉
跖肌
股骨外侧髁
腘肌
小隐静脉
腓肠内侧皮神经
大隐静脉

图 11-4　膝关节骨性关节炎通针针法背面观

根据复制的疼痛症状、体征和影像资料等，选择如下通针针法。

（1）髌上内侧点通针针法：穿刺点为髌骨内上侧2cm，髌上内侧点通针针法按治疗靶点分为以下两种针法。

1）股四头肌腱和髌上囊内侧通针针法：使通针的刀口线与股骨长轴尽可能平行，通针体和人体矢状面尽可能垂直。将外套管针的针刀头经皮肤、皮下组织、筋膜，向外侧达股四头肌腱的内侧。使用常用通针针法，将外套管针的针刀和圆钝针的针头分别在病变骨面及其上、下依次移动1个刀口线的距离做3次通针操作，以松解股四头肌腱和髌上囊。当通针下有落空感时，芯针针头已穿透股四头肌腱进入髌上囊，停止向前运针，继续上、下依次移动1个刀口线距离的通针操作。

2）髌内侧支持带通针针法：通过斜刺，使通针的刀口线和人体矢状面尽可能垂直，通针体与股骨干长轴尽可能平行。将外套管针的针刀头经皮肤、皮下组织、筋膜，向下达髌内侧支持带。使用常用通针针法，将外套管针的针刀和圆钝针的针头分别在髌内侧支持带及其左、右依次移动1个刀口线的距离做3次通针操作，以松解髌内侧支持带及其周围的滑囊。

（2）髌上外侧点通针针法：穿刺点为髌骨外上侧2cm，髌上外侧点通针针法按治疗靶点分为以下两种针法。

1）股四头肌腱和髌上囊外侧通针针法：使通针的刀口线与股骨长轴尽可能平行，通针体和人体矢状面尽可能垂直。将外套管针的针刀头经皮肤、皮下组织、筋膜，向内侧达股四头肌腱的外侧。使用常用通针针法，将外套管针的针刀和圆钝针的针头分别在病变骨面及其上、下依次移动1个刀口线的距离做3次通针操作，以松解股四头肌腱和髌上囊。当通针下有落空感时，芯针针头已穿透股四头肌的肌腱进入髌上囊，停止向前运针，继续后续上、下依次移动1个刀口线距离的通针操作。

2）髌外侧支持带通针针法：通过斜刺，使通针的刀口线和人体矢状面尽可能垂直，通针体与股骨干长轴尽可能平行。将外套管针的针刀头经皮肤、皮下组织、筋膜，向下达髌外侧支持带。使用常用通针针法，将外套管针的针刀和圆钝针的针头分别在髌外侧支持带及其左、右依次移动1个刀口线的距离做3次通针操作，以松解髌外侧支持带及其周围的滑囊。

（3）髌下内侧点通针针法：患侧膝关节屈曲90°。穿刺点为髌骨下内侧2cm（内膝眼）。使通针的刀口线和髌韧带长轴尽可能平行，通针体和穿刺点皮肤垂直。将外套管针的针刀头经皮肤、皮下组织、筋膜，垂直达髌下脂肪垫。使用常用通针针法，将外套管针的针刀和圆钝针的针头分别在髌下脂肪垫及其左、右依次移动 1 个刀口线的距离做 3 次通针操作，以松解内侧髌下脂肪垫。一般芯针针头越过髌韧带深度为 0.5cm，不可越过髌下脂肪垫，以防损伤膝关节滑膜和软骨。

（4）髌下外侧点通针针法：患侧膝关节屈曲 90°，穿刺点为髌骨下外侧 2cm（外膝眼）。使通针的刀口线和髌韧带长轴尽可能平行，通针体和穿刺点皮肤垂直。将外套管针的针刀头经皮肤、皮下组织、筋膜，垂直达髌下脂肪垫。使用常用通针针法，将外套管针的针刀和圆钝针的针头分别在髌下脂肪垫及其左、右依次移动 1 个刀口线的距离做 3 次通针操作，以松解外侧髌下脂肪垫。一般芯针针头越过髌韧带深度为 0.5cm，不可越过髌下脂肪垫，以防损伤膝关节滑膜和软骨。

（5）胫骨粗隆上通针针法：穿刺点为胫骨粗隆上方、髌韧带的内侧。使通针的刀口线与胫骨长轴尽可能平行，通针体和人体矢状面尽可能垂直。视通针治疗靶点不同，将外套管针的针刀头向上达皮肤、皮下组织、筋膜及上述部位。使用常用通针针法，将外套管针的针刀和圆钝针的针头分别在上述部位及其上、下依次移动 1 个刀口线的距离做 3 次通针操作，以松解髌韧带周围的髌下深囊、髌下浅囊和髌前皮下囊等滑囊。

（6）股骨内上髁通针针法：通过斜刺，将外套管针的针刀头经皮肤、皮下组织、筋膜，向下达股骨内上髁。使通针的刀口线与人体矢状面尽可能垂直，通针体和股骨长轴尽可能平行。使用常用通针针法，将外套管针的针刀和圆钝针的针头分别在病变骨面及其左、右依次移动 1 个刀口线的距离做 3 次通针操作，以松解胫侧副韧带及其周围的滑囊。

（7）股骨外上髁通针针法：通过斜刺，将外套管针的针刀头经皮肤、皮下组织、筋膜，向下达股骨内上髁。使通针的刀口线与人体矢状面尽可能垂直，通针体和股骨长轴尽可能平行。使用常用通针针法，将外套管针的针刀和圆钝针的针头分别在病变骨面及其左、右依次移动 1 个刀口线的距离做 3 次通针操作，以松解腓侧副韧带和髂胫束及其周围的滑囊。

（8）股骨内侧髁后方通针针法：患者俯卧位。通过斜刺，将外套管针的针刀头经皮肤、皮下组织、筋膜，向下达股骨内侧髁或胫骨内侧髁后方。使通针的刀口线与人体冠状面尽可能垂直，通针体和腓肠肌内侧头肌腱长轴尽可能平行。使用常用通针针法，将外套管针的针刀和圆钝针的针头分别在病变骨面及其左、右依次移动 1 个刀口线的距离做 3 次通针操作，以松解腓肠肌内侧头肌腱及其周围的滑囊。

（9）股骨外侧髁后方通针针法：患者俯卧位。通过斜刺，将外套管针的针刀头经皮肤、皮下组织、筋膜，向下达股骨外侧髁后方。使通针的刀口线与人体冠状面尽可能垂直，通针体和腓肠肌外侧头肌腱长轴尽可能平行。使用常用通针针法，将外套管针的针刀和圆钝针的针头分别在病变骨面及其左、右依次移动1个刀口线的距离做3次通针操作，以松解腓肠肌外侧头肌腱及其周围滑囊。必要时，芯针针头继续向下运针至外侧半月板和胫骨外侧髁的后面，以松解腘肌腱及其周围的滑囊。

7. 注意事项

膝关节的关节面均覆盖软骨，而软骨受损伤后再生能力很差。通针治疗时，通针不宜进入关节腔，以免损伤关节软骨而造成不可修复的损伤。此外，通针治疗膝关节骨性关节炎时，特别是运针至腘窝时，需要避开腘动脉、腘静脉、胫神经和腓总神经等重要血管和神经。

【术后手法】

术后即刻行股四头肌牵拉手法等治疗相应部位的牵拉手法。

第二节　臀上皮神经卡压综合征

【概述】

臀上皮神经卡压综合征，又称臀上皮神经损伤、臀上皮神经炎，是指臀上皮神经经过髂嵴骨纤维管处由各种原因造成卡压或嵌顿等损伤而引起腰腿疼痛等综合征。该病是最常见的腰腿痛疾病之一，常被误诊为腰椎间盘突出症、腰肌劳损和梨状肌综合征等其他疾病。谭家祥报道的500例该病门诊收治的患者中，竟然有250例该病患者被误诊为腰椎间盘突出症并且误治无效后才来门诊求治，误诊率高达50%。

【应用解剖】

髂嵴为髂骨的上缘，分为腹侧部和背侧部。腹侧部占髂嵴全长的前2/3段，背侧部占髂嵴全长的后1/3段。髂嵴背侧部被一终止于髂后上棘的纵嵴分隔成内侧和外侧两个斜面，内侧斜面为竖脊肌附着处，外侧斜面为臀大肌附着处。髂嵴的顶点位于髂嵴的中点稍后处。

腰神经后支是从腰神经干发出，向躯干背面行走，分布于项背腰骶的混合性神经。后支较前支细小，经相邻椎骨横突中间后行，绕上关节突外侧后，分成内侧支和外侧支。腰神经后支各内侧支贴近腰椎关节突后行，穿行于乳突和副突间沟（或切迹、间孔）内分布于多裂肌，腰神经后支各外侧支穿出腰椎横突间内侧肌（连于腰椎横突的副突和下位腰椎上关节突的乳突之间）分布于竖脊肌。T12~L3腰神经后支发出的皮神经在竖脊肌外侧缘髂嵴附着部内、外2cm的范围内穿出胸腰筋膜，向后下方跨越髂嵴，穿过由坚韧的胸腰筋膜在髂嵴的上缘附着处所形成的骨纤维性卵圆形隧道（骨性纤维管），进入臀部成为臀上皮神经，分布于臀部皮肤。

每侧臀上皮神经有1~6支不等，4支最为常见（约48.27%），其直径只有0.22mm左右。骨纤维管直径1.3~1.7mm，长度约0.8cm。每条臀上皮神经均有骨性纤维管，且血管伴行。此骨性纤维管为臀上皮神经卡压综合征的解剖基础。

入臀后，一般分为前、中、后三支，在筋膜中穿行，中支最粗大，最长者可至股后部腘窝平面之上。（图11-5）

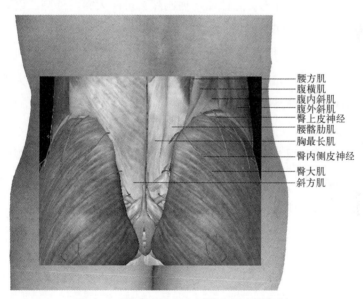

图11-5　臀上皮神经卡压综合征应用解剖

右侧标注（自上而下）：
腰方肌
腹横肌
腹内斜肌
腹外斜肌
臀上皮神经
腰髂肋肌
胸最长肌
臀内侧皮神经
臀大肌
斜方肌

【病因病理】

腰部慢性损伤导致腰部生物力学平衡失调。竖脊肌、胸腰筋膜在髂嵴的上缘附着处软组织通过粘连、瘢痕和挛缩进行自我代偿和自我调节，粘连、瘢痕和挛缩的竖脊肌、胸腰筋膜在髂嵴的上缘附着处所形成的骨性纤维管刺激或卡压穿过其间的臀上皮神经，引起臀上皮神经卡压的临床表现。此外，腰部慢性损伤导致腰部生物力学平衡失调，臀肌强力收缩而发生局部压力增高，可使筋膜深部脂肪组织从该孔隙处向浅层疝出、嵌顿等引起腰痛。

急性期以臀上皮神经周围组织变性、纤维组织增生及炎性改变为主；慢性期臀上皮神经出现变性：直径大于 6μm 的臀上皮神经的神经束全部出现神经束增粗，直径 1~6μm 的臀上皮神经的神经束中有 50% 出现神经变性。同时，也可出现细胞器异常聚集、神经鞘增厚、施万细胞改变、神经轴突再生等。

【诊断要点】

1. 病史
本病有腰部外伤史或劳损史。

2. 症状
患侧腰臀部持续性酸痛、刺痛或撕裂样痛，区域模糊，没有明确界限。臀部可有麻木，但下肢没有麻木。急性期疼痛剧烈，可向大腿后外侧放射。患者自述弯腰时疼痛加剧，甚至起坐困难。

3. 体征
患侧竖脊肌外侧缘和髂嵴交叉附近有压痛点，向患侧臀部甚至大腿后外侧放射。腰椎屈曲试验阳性，腰椎过伸试验阴性。

4. 影像学检查
X 线、CT 或高场强 MRI 可显示腰椎间盘突出的节段、大小和神经根的关系等。

5. 鉴别诊断
排除影像资料与症状、体征相吻合的椎间盘突出症、梨状肌综合征和腰肌劳损等。

【通针治疗】

1. 体位
俯卧位，腹部垫枕。

2. 体表定位
（1）体表标志：两侧髂嵴最高点连线平 L4 棘突。

（2）体表穿刺点：助手在术前做患者腰椎屈曲试验等，复制出平时疼痛；术后即刻做患者腰椎屈曲试验等，未能复制出平时疼痛，说明已解除挛缩的瘢痕组织对臀上皮神经的卡压。根据复制的疼痛症状、体征和影像资料等，选择患侧竖脊肌外侧缘和髂嵴交叉附近压痛点皮肤向头侧移动 1cm 为穿刺进针点。

3. 消毒

常规消毒铺巾。

4. 麻醉

用 1% 利多卡因局部浸润麻醉，每个治疗点注射 1mL。

5. 针具

Ⅰ型 6 号通针。

6. 通针针法

使通针的刀口线与人体躯干纵轴尽可能平行，通针的针身与穿刺点皮肤尽可能垂直后，再使通针针柄向头侧倾斜 30° 角，将外套管针的针刀头经皮肤、皮下组织、腰背筋膜后层达病变髂嵴上缘，并向头侧移动至落空时停止运针。使用常用通针针法，将外套管针的针刀和圆钝针的针头分别在病变髂嵴及其左、右依次移动 1 个刀口线的距离做 3 次通针操作。(图 11-6)

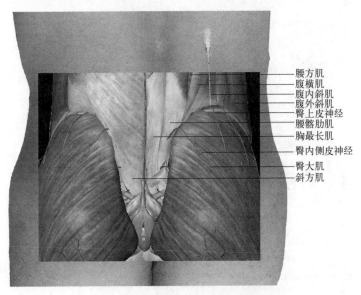

图 11-6　臀上皮神经卡压综合征通针针法

【术后手法】

术后即刻行腰背肌牵拉手法。

第三节　梨状肌综合征

【概述】

梨状肌综合征，又称梨状肌损伤，是由于梨状肌损伤后粘连、瘢痕和挛缩，刺激或卡压穿过其间的坐骨神经或其分支，引起坐骨神经痛和功能障碍等综合征。该病是最常见的腰腿痛疾病之一，属于周围神经卡压综合征。该病常被误诊为腰椎间盘突出症、腰肌劳损和腰椎管狭窄综合征等其他疾病。该病多见于青壮年，男性多于女性，近2：1。

【应用解剖】

梨状肌综合征应用解剖见图11-7。

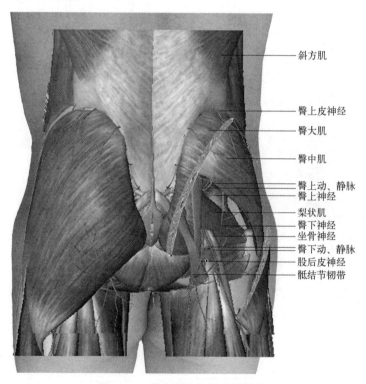

斜方肌

臀上皮神经

臀大肌

臀中肌

臀上动、静脉
臀上神经
梨状肌
臀下神经
坐骨神经
臀下动、静脉
股后皮神经
骶结节韧带

图11-7　梨状肌综合征应用解剖

臀部筋膜包括浅筋膜和深筋膜（臀部为阔筋膜）。浅筋膜由疏松结缔组织构成，深筋膜向上向后附着于骶尾骨，向外附着于髂嵴，向内附着于耻骨下支、坐骨支、坐骨结节、骶结节韧带下缘，从髂嵴开始以致密层下降于各臀肌表面。

梨状肌起自骶椎前外侧面，借 3 个肌齿起于骶前孔之间的骨面和骶前孔延伸的沟上，止于股骨大转子上缘内侧边，属于下肢外旋肌之一。该肌主要由梨状肌神经（S1~S2）支配。

坐骨神经为全身最粗大、最长的神经，起于 L4~L5、S1~S3 节段，起始段最宽。经坐骨神经通道穿至臀部，位于臀大肌和梨状肌的前面，上孖肌、闭孔内肌，下孖肌和股方肌的后面，向下至大腿。该神经从骶丛发出后，从梨状肌下孔穿出，沿臀大肌深面，通过坐骨结节与大转子之间，至股后区，穿越股二头肌长头深面，一般于腘窝上方分为胫神经和腓总神经；并在股后区发出肌支，分布于股二头肌、半腱肌和半膜肌；同时也发出分支，支配髋关节。

坐骨神经与梨状肌的关系可分为以下 9 型。

Ⅰ型：坐骨神经总干穿梨状肌下孔至臀部，此型常见，占 61.19%。

Ⅱ型：胫神经穿梨状肌下孔，腓总神经穿梨状肌肌腹，此型常见变异型，占 32.89%。

Ⅲ型：坐骨神经总干穿梨状肌肌腹，占 0.61%。

Ⅳ型：坐骨神经在骨盆内已分为两大终支，即胫神经和腓总神经，两支同穿梨状肌下孔，占 1.99%。

Ⅴ型：腓总神经穿梨状肌下孔，胫神经穿梨状肌肌腹，占 0.26%。

Ⅵ型：坐骨神经总干穿梨状肌上孔至臀部，占 0.08%。

Ⅶ型：胫神经穿梨状肌下孔，腓总神经穿梨状肌上孔，占 2.6%。

Ⅷ型：腓总神经在盆内分为 2 支，1 支穿梨状肌上孔，1 支与胫神经同经梨状肌下孔出盆，占 0.17%。

Ⅸ型：骶丛穿梨状肌肌腹至臀部后，再分出坐骨神经，占 0.17%。

【病因病理】

臀部慢性损伤导致臀部生物力学平衡失调。梨状肌通过粘连、瘢痕和挛缩进行自我代偿和自我调节，或可刺激、卡压穿过其间的坐骨神经，引起坐骨神经痛和功能障碍等综合征。

坐骨神经和梨状肌解剖学变异为梨状肌综合征的解剖因素。正常的坐骨神经经梨状肌下孔比较疏松的通道离开盆腔出口；解剖变异的坐骨神经或其分支未经梨状肌下孔比较疏松的通道离开盆腔出口，而是直接穿透梨状肌或解剖变异的双梨状肌肌腱之间的腱膜，产生了坐骨神经受卡压的解剖基础。

【诊断要点】

1. 病史

本病有臀部外伤史或劳损史。

2. 症状

患侧疼痛从臀部经大腿后方向小腿和足部放射，可呈烧灼样或刀割样。

3. 体征

患侧疼痛性跛行，梨状肌部位压痛，有时扪及索状或块状物，小腿以下皮肤感觉异常，髋关节内旋受限；做"4"字试验时，外力拮抗可加重或诱发坐骨神经痛；Fair 试验（患肢处于屈髋屈膝位，内收内旋患髋关节时，出现坐骨神经痛）阳性，梨状肌紧张试验阳性，腰椎过伸试验阴性。

4. 影像学检查

X 线可显示髋关节及其周围软组织的钙化，CT 或高场强 MRI 可显示腰椎间盘突出的节段、大小和神经根的关系，高场强 MRI 可显示坐骨神经的变异和梨状肌不均匀的高信号等。

5. 鉴别诊断

排除影像资料与症状、体征相吻合的椎间盘突出症和臀上皮神经卡压综合征等。

【通针治疗】

1. 体位

俯卧位，腹部垫枕。

2. 体表定位

（1）体表标志：髂后上棘、股骨大转子尖和尾骨尖。

（2）体表穿刺点：助手在术前做患侧梨状肌紧张试验，复制出平时疼痛；术后即刻做患侧梨状肌紧张试验，未能复制出平时疼痛，说明已解除挛缩的瘢痕组织对坐骨神经的卡压。根据复制的疼痛症状、体征和影像资料等，可选择下列方法之一确定体表穿刺点。

1）Labat（拉巴特）点：患侧大转子尖内侧和髂后上棘外侧的最短连线的垂直平分线，与大转子尖至骶裂孔连线的交点附近的压痛点。

2）患侧髂后上棘与尾骨尖连线的中点，到大转子尖连线的中、内 1/3 交点附近的压痛点。

3. 消毒

常规消毒铺巾。

4. 麻醉

用1%利多卡因局部浸润麻醉，每个治疗点注射1mL。

5. 针具

Ⅰ型6号通针。

6. 通针针法

使通针刀口线与坐骨神经走行方向一致，通针的针身与穿刺点皮肤尽可能垂直。建议在超声导航下操作。将外套管针的针刀头经皮肤、皮下组织、臀部筋膜和臀大肌达病变梨状肌。如患者诉患侧下肢有麻木或触电感时，说明针刀头已接近坐骨神经周围，应停止进针，退针0.5cm后，改变进针方向继续治疗。使用常用通针针法，将外套管针的针刀和圆钝针的针头分别在病变梨状肌及其上、下依次移动1个刀口线的距离做3次通针操作。（图11-8）

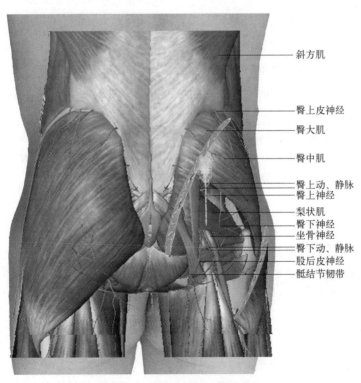

斜方肌

臀上皮神经

臀大肌

臀中肌

臀上动、静脉
臀上神经
梨状肌
臀下神经
坐骨神经
臀下动、静脉
股后皮神经
骶结节韧带

图11-8　梨状肌综合征通针针法

【术后手法】

术后即刻行梨状肌牵拉手法。

第四节　臀中肌慢性损伤

【概述】

臀中肌慢性损伤，又称臀中肌筋膜炎，是由于臀中肌慢性损伤后粘连、瘢痕和挛缩，刺激或卡压局部及周围神经或血管，引起腰腿痛等临床表现。臀中肌在日常生活和工作中的直立、弯腰、行走和下蹲等动作起重要作用。因此，该病成为最常见的腰腿痛疾病之一。该病常被误诊为腰椎间盘突出症、腰肌劳损和腰椎管狭窄综合征等其他疾病。

【应用解剖】

髂骨分为上、下两部。下部较小，几乎构成髋臼的上 2/5；上部宽广，分为臀面、骶盆面和髂面。臀面粗糙弯曲，前部隆突，后部凹陷，并有 3 条臀线：臀后线最短，起于髂后下棘前方，向上至髂嵴后端前 5cm 处；臀前线最长，起于坐骨大切迹上缘中点，弯向前上方至髂结节前方；臀下线起于坐骨大切迹顶端，向前至髂前下棘后上方。

臀部筋膜包括浅筋膜和深筋膜（臀部为阔筋膜）。浅筋膜由疏松结缔组织构成。深筋膜向上向后附着于骶尾骨，向外附着于髂嵴，向内附着于耻骨下支、坐骨支、坐骨结节、骶结节韧带下缘，从髂嵴开始以致密层下降于各臀肌表面。

臀中肌前上部分位于皮下，后下部分位于臀大肌深面，起自臀前线以上、臀后线以前的髂骨背面，髂嵴外唇和阔筋膜。纤维向下集中形成短腱，止于股骨大转子尖端的上面和外侧面（图 11-9）。其主要作用是外展髋关节，前部肌束能内旋髋关节，后部肌束能外旋髋关节。该肌主要由臀上神经（L4~S1）支配。

【病因病理】

臀部慢性损伤导致臀部生物力学平衡失调。臀中肌通过粘连、瘢痕和挛缩进行自我代偿和自我调节，或可刺激、卡压局部及周围神经或血管，引起腰腿痛等临床表现。臀部急性损伤，一般有急性损伤病史：突然改变体位或臀肌在伸展位

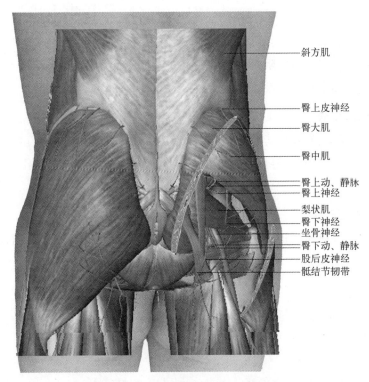

斜方肌

臀上皮神经

臀大肌

臀中肌

臀上动、静脉
臀上神经

梨状肌

臀下神经

坐骨神经

臀下动、静脉

股后皮神经

骶结节韧带

图 11-9 臀中肌慢性损伤应用解剖

被过度牵拉等，造成臀中肌的撕裂，引起炎症反应，刺激或卡压局部及周围神经或血管，引起腰腿痛等临床表现。臀部慢性损伤是长期弯腰、行走和下蹲等运动，造成积累性劳损部位的无菌性炎症，使臀中肌在髂骨背面等部位的附着处产生粘连、瘢痕和挛缩，阻碍局部血液循环，集聚有害的代谢产物和炎性介质，刺激或卡压局部及周围神经或血管，引起腰腿痛等临床表现。无菌性炎症反应引起损伤部位粘连、瘢痕和挛缩，作为重要的病理因素，又引起无菌性反应，形成恶性循环。

【诊断要点】

1. 病史

本病有臀部外伤史或劳损史。

2. 症状

患侧臀部酸胀痛，通常会放射到腰背部，约半数患者向大腿后外侧放射，少数患者感小腿、足跟部不适，夜深、晨起时皆痛，劳累受凉后加剧。

3. 体征

患侧臀中肌部位压痛，可向患侧下腰部、臀部、大腿后外侧放射。有时扪及索状或块状物。臀中肌抗阻力收缩试验阳性；直腿抬高试验时，可有臀部和大腿痛，直腿抬高加强试验阴性。

4. 影像学检查

X 线可显示髋关节及其周围软组织的钙化，CT 或高场强 MRI 可显示腰椎间盘突出的节段、大小和神经根的关系，高场强 MRI 可显示臀中肌不均匀的高信号等。

5. 鉴别诊断

排除影像资料与症状、体征相吻合的椎间盘突出症、梨状肌综合征和臀上皮神经卡压综合征等。

【通针治疗】

1. 体位

俯卧位，腹部垫枕。

2. 体表定位

（1）体表标志：髂后上棘和髂嵴。

（2）体表穿刺点：助手在术前做患侧臀中肌抗阻力收缩试验，复制出平时疼痛；术后即刻做患侧梨状肌紧张试验，未能复制出平时疼痛，说明已解除挛缩的瘢痕组织对坐骨神经的卡压。根据复制的疼痛症状、体征和影像资料等，选择患侧臀中肌的压痛点为体表穿刺点。

3. 消毒

常规消毒铺巾。

4. 麻醉

用 1%利多卡因局部浸润麻醉，每个治疗点注射 1mL。

5. 针具

Ⅰ型 6 号通针。

6. 通针针法

使通针刀口线与臀中肌纤维走行方向一致，通针的针身与穿刺点皮肤尽可能垂直。将外套管针的针刀头经皮肤、皮下组织、臀部筋膜和臀大肌达病变臀中肌。使用常用通针针法，将外套管针的针刀和圆钝针的针头分别在病变梨状肌及其上、下依次移动 1 个刀口线的距离做 3 次通针操作。（图 11-10）

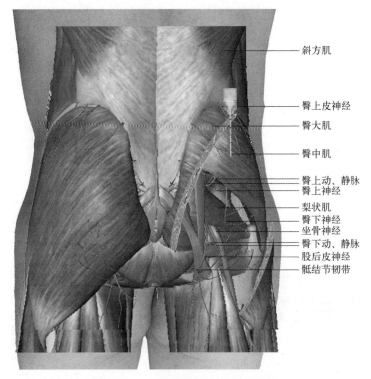

斜方肌

臀上皮神经
臀大肌

臀中肌

臀上动、静脉
臀上神经
梨状肌
臀下神经
坐骨神经
臀下动、静脉
股后皮神经
骶结节韧带

图 11-10　臀中肌慢性损伤通针针法

【术后手法】

术后即刻行臀中肌牵拉手法。

第五节　踝关节陈旧性损伤

【概述】

踝关节陈旧性损伤是踝部关节韧带的陈旧性损伤，引起踝关节前外侧或前内侧隐痛等。急性踝扭伤后，未能尽快治疗，形成损伤韧带的慢性病变。踝关节扭伤是最常见的关节韧带损伤，可发生于任何年龄，尤以运动员发病较多。踝扭伤是急性期和慢性期的治疗原则和方法有很大区别。通针疗法主要适用于踝关节陈旧性损伤。

【应用解剖】

踝关节陈旧性损伤应用解剖见图 11-11 和图 11-12。

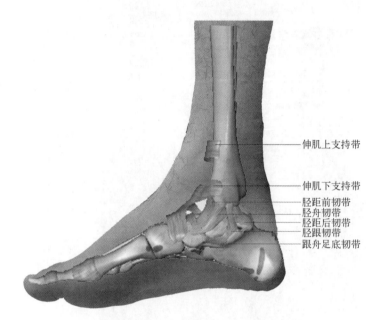

图 11-11　踝关节陈旧性损伤应用解剖内侧面观

伸肌上支持带
伸肌下支持带
胫距前韧带
胫舟韧带
胫距后韧带
胫跟韧带
跟舟足底韧带

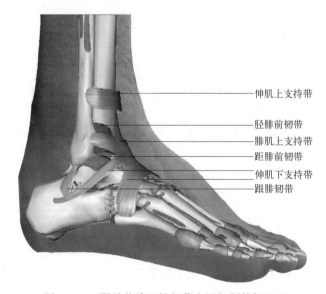

图 11-12　踝关节陈旧性损伤应用解剖外侧面观

伸肌上支持带
胫腓前韧带
腓肌上支持带
距腓前韧带
伸肌下支持带
跟腓韧带

1. 踝部的关节和韧带

踝部的关节，包括胫腓关节和距小腿关节。

（1）距小腿关节：又称踝关节，由以下 6 个关节面组成，即胫骨的下关节面、内踝关节面、腓骨外踝关节面、胫骨滑车的上关节面和内、外侧关节面，并且各个关节面均有透明软骨覆盖。距小腿关节的韧带，包括距小腿关节内侧韧带、距小腿关节外侧韧带、距小腿关节前及后侧关节囊韧带。其中，距小腿关节内侧韧带和距小腿关节外侧韧带为强韧带。踝关节担负着承载人体全身重量的重任，主要功能为背伸和跖屈。

（2）下胫腓关节：由胫骨下端的腓切迹与腓骨下端的内侧面组成。下胫腓关节内部没有关节软骨，两者靠下胫腓韧带连接。该韧带非常有力，又分为 4 个韧带，分别是下胫腓前韧带、骨间韧带、下胫腓后韧带和下胫腓横韧带。下胫腓关节偶尔有一关节腔，其滑膜多为踝关节内滑膜向上的延伸部。

2. 踝部的支持带

踝部的深筋膜在踝关节的前、内和外侧增厚，形成支持带，以保护其下的肌腱、神经和血管。踝部的支持带包括踝关节的前侧深筋膜增厚所形成的支持带，称为伸肌支持带；踝关节的内侧深筋膜增厚所形成的支持带，称为屈肌支持带；踝关节的外侧深筋膜增厚所形成的支持带，称为腓骨肌支持带。

【病因病理】

踝关节扭伤多被动损伤，最常见于身体从高处落下，踝关节跖屈位，突然向外或向内翻。例如打篮球跳起抢球，落下时患足踩在其他队员的脚等不平物体上。内侧或外侧韧带等受到强大的张力作用而出现撕裂等损伤。韧带和支持带等软组织损伤后，经过休息后自然恢复或积极治疗，组织的出血或渗出液通过引流或自然吸收可以逐步消失，病程进入修复期，损伤组织通过粘连和瘢痕得到修复。如果损伤较重，修复后的组织难以恢复如初，组织瘢痕化导致软组织的挛缩，使人体生物力学系统组成部分的形态结构发生改变，失去正常的生物力学平衡。关节周围软组织损伤后，产生无菌性炎症反应，损伤部位软组织形成的粘连、瘢痕和挛缩，刺激了周围的神经组织，引起疼痛和功能障碍，作为重要的病理因素，形成了一个新的疾病——踝关节陈旧性损伤。

【诊断要点】

1. 病史

本病多有急性外伤史，踝关节反复扭伤史。

2. 症状

患侧踝外侧（或内侧）疼痛、肿胀、走路跛行。

3. 体征

患侧踝外侧（或内侧）韧带部位有压痛，使足内翻（或外翻）时，引起外侧韧带（或内侧韧带）部位疼痛加剧。

4. 影像学检查

X 线、CT 对病程长者可见骨性关节炎，高场强 MRI 可显示损伤的踝关节周围韧带的高信号影。

5. 鉴别诊断

排除踝关节骨折、脱位、关节炎和占位，以及小腿肌筋膜病等。

【通针治疗】

1. 体位

仰卧位。

2. 体表定位

（1）体表标志：内踝、外踝。

（2）体表穿刺点：助手在术前做患者患侧病变部位紧张试验，复制出平时疼痛；术后即刻做患侧病变部位紧张试验，未能复制出平时疼痛，说明已解除挛缩的瘢痕组织对局部及周围神经的卡压。根据复制的疼痛症状、体征和影像资料等，选择踝关节内侧或外侧压痛点。

3. 消毒

常规消毒铺巾。

4. 麻醉

用 1% 利多卡因局部浸润麻醉，每个治疗点注射 1mL。

5. 针具

Ⅰ型 4 号通针。

6. 通针针法

使通针的刀口线与治疗部位的伸肌或屈肌腱长轴尽可能平行，通针体和皮肤尽可能垂直。将外套管针的针刀头经皮肤、皮下组织、筋膜，达病变韧带附着部。使用常用通针针法，将外套管针的针刀和圆钝针的针头分别在病变骨面及其上、下依次移动 1 个刀口线的距离做 3 次通针操作，以松解病变韧带附着部。
（图 11-13、图 11-14）

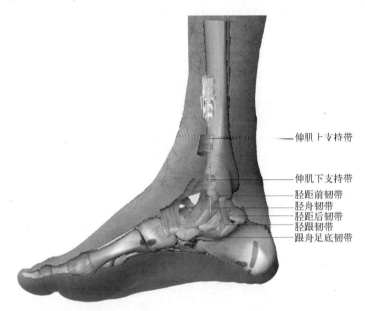

伸肌上支持带

伸肌下支持带
胫距前韧带
胫舟韧带
胫距后韧带
胫跟韧带
跟舟足底韧带

图 11-13　踝关节陈旧性损伤通针针法内侧面观

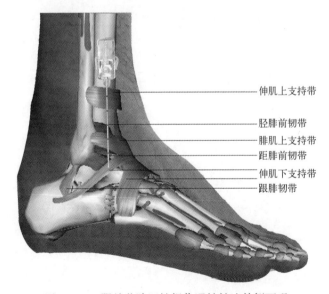

伸肌上支持带

胫腓前韧带

腓肌上支持带

距腓前韧带

伸肌下支持带

跟腓韧带

图 11-14　踝关节陈旧性损伤通针针法外侧面观

7. 注意事项

距小腿关节各个关节面均有透明软骨覆盖，而软骨受损伤后再生能力很差。

通针治疗时，通针不宜进入关节腔，以免损伤关节软骨而造成不可修复的损伤。另外，通针治疗踝关节陈旧性损伤时，需要避开踝关节的前侧的腓深、浅神经和足背动脉等；踝关节内侧的胫神经和胫后动脉等；踝关节的腓肠神经和小隐静脉等。

【术后手法】

术后即刻行病变韧带的牵拉手法。

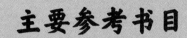

主要参考书目

[1] 朱汉章.针刀医学原理 [M].北京：人民卫生出版社，2003.

[2] 朱汉章.针刀医学 [M].北京：中国中医药出版社，2004.

[3] 李殿宁，游国龙，谢兴生.针刀诊断与治疗精要 [M].北京：华夏出版社，2007.

[4] 宣蛰人.宣蛰人软组织外科学 [M].上海：文汇出版社，2009.

[5] Janet G，Travell，David G. Simons. Myofascial Pain and Dysfunction：The Trigger Point Manual [M]. Ed. 4. Baltimore：Lippincott Williams & Wilkins，1992.

[6] 钟士元.脊柱相关疾病治疗学 [M].3 版.广州：广东科技出版社，2011.

[7] 刘延青，崔健君.实用疼痛学 [M].北京：人民卫生出版社，2013.

[8] 李石良.针刀应用解剖与临床 [M].北京：中国中医药出版社，2014.

[9] 丁自海.格氏解剖学 [M].41 版.济南：山东科学技术出版社，2017.

[10] 张天民.针刀医学 [M].北京：人民卫生出版社，2019.

[11] 张天民.针刀医学解剖学 [M].北京：人民卫生出版社，2019.

[12] 郭长青.针刀医学 [M].2 版.北京：中国中医药出版社，2017.

[13] 胥少汀，葛宝丰，徐印坎.实用骨科学 [M].北京：人民军医出版社，2019.